LONGÉVITÉ : QUELLES SOLIDARITÉ ET ÉQUITÉ INTERGÉNÉRATIONNELLES ?

LES CAHIERS DU CIS.H N°2

LES CAHIERS DU CIS.H
Collège international des seniors L'Harmattan

LONGÉVITÉ : QUELLES SOLIDARITÉ ET ÉQUITÉ INTERGÉNÉRATIONNELLES ?

Sous la direction de Anne-Marie Guillemard

LES CAHIERS DU CIS.H N°2

L'Harmattan

Déjà paru

Les Cahiers du CIS.H n°1
« Transmissions et transitions », 2020

Revue les *Cahiers du CIS.H*

Rédacteur en chef
Christian Lesné

Direction du n°2 des Cahiers
Anne-Marie Guillemard

Comité de rédaction
Anne-Marie Guillemard, Barbara Ndimurukundo,
Jean-François Renault, Jean Rieucau, Dominique Sabourdin-Perrin

Comité de lecture
Les membres du Bureau du CIS.H

Maquette
Julien Denieuil - L'Harmattan
Magazine biannuel édité par L'Harmattan éditeur,
16 rue des Écoles 75005 Paris

Directeur de publication
Hervé Cochet

5-7, rue de l'École-Polytechnique, 75005 Paris

www.harmattan.fr

ISBN : 978-2-343-23464-9
EAN : 9782343234649

ÉDITORIAL

La solidarité et l'équité intergénérationnelles

Anne-Marie Guillemard
Sociologue, professeur émérite

Pourquoi ce thème ?

L'allongement de la vie, aujourd'hui devenu un phénomène mondial, a accéléré le vieillissement des populations et contribué à ériger le groupe âgé comme un « problème » dont le coût en santé et en pensions de retraite menace les équilibres économiques et sociaux fondamentaux des pays développés, comme de ceux en développement. Le risque qu'il représente va peser exagérément sur les jeunes générations, qui s'estiment sacrifiées, non sans raison, car on ne leur laisse que des dettes à acquitter. La pandémie de la Covid-19 a encore aggravé ce phénomène. Les jeunes s'estiment confinés et privés de liberté dans le but de protéger les aînés, plus vulnérables. Les termes d'un débat qui oppose jeunes et vieux traversent toute la société. Pour les uns, avec le vieillissement des populations, on doit sacrifier les jeunes pour sauver les vieux, d'autres font le raisonnement inverse et considèrent que les vieux sont des nantis qu'il faut sacrifier pour sauver les jeunes.

Mais ces jeunes représentent les forces vives du pays. Or, le débat ainsi posé est fallacieux.

Ce numéro du CIS.H vise à proposer une réflexion sur le thème de la place faite aux différents âges et sur les liens et conflits entre générations dans nos sociétés. Ces derniers prennent une acuité grandissante et menacent la cohésion sociale et l'adhésion démocratique. Mais loin d'entrer dans le faux débat d'une « guerre des âges », il s'efforce d'esquisser une analyse des raisons pour lesquelles les inégalités entre générations se sont creusées et envisage les voies par lesquelles il serait possible de refonder une solidarité entre générations.

Les objectifs de ce CAHIER

Montrer que l'objectif de restaurer une solidarité intergénérationnelle mise à mal par les mutations démographique, économique et sanitaire est non seulement souhaitable, mais possible. Car seule la refondation de la solidarité intergénérationnelle nous permet d'envisager de construire une « société pour tous les âges », dans laquelle jeunes et vieux cesseraient d'être stigmatisés et opposés et où le simplisme de l'âgisme serait combattu. Ce Cahier voudrait également identifier des pistes à ouvrir pour avancer dans cette direction.

Les constats et analyses rassemblés dans ce numéro témoignent du fait que les seniors peuvent être des « lanceurs d'alerte », non pas pour la défense de leur seule cause, mais au bénéfice du bien commun et de la reconstruction de la cohésion sociétale gravement altérée.

Il est urgent de revenir aux principes qui ont fondé l'édification de notre système de protection sociale, inspirés du solidarisme de Léon Bourgeois (1896) : aucune génération ne peut se sauver seule. L'interdépendance et la solidarité entre les êtres humains est à la base de l'institution de la Sécurité sociale en 1945 : les bien-portants cotisent pour les malades, les actifs pour les retraités.

Mais cette justice sociale entre les générations a été mise à mal et négligée et du même coup la confiance dans nos institutions érodée. Elle est aussi devenue infiniment plus complexe à réaliser avec l'allongement de la vie, qui a multiplié les générations coexistantes. De trois générations coprésentes jusque dans les années 1970, nous sommes passés à quatre aujourd'hui. Résultat, les flux d'échanges entre générations se sont complexifiés. Ce sont les seniors qui héritent de leurs vieux parents alors que les jeunes peinent à trouver un logement ou à investir pour démarrer leur activité.

À l'heure où les questions d'éducation et d'entrée des jeunes dans la vie sont placées sur le devant de la scène par la pandémie de la Covid-19, il est plus que jamais indispensable et urgent de réfléchir aux moyens de restaurer la solidarité et l'équité entre les générations, gravement compromises et de contribuer à en faire une cause nationale de la plus haute importance.

Les contributions du Collège des seniors rassemblées dans ce numéro des Cahiers s'efforcent d'apporter des témoignages, des analyses et des pistes d'action dont nous espérons qu'ils pourront aider à la prise de conscience du problème et à sa mise sur l'agenda public.

Contenu

Pierre Landry, nous conduit à questionner la représentation sociale des seniors dans la société. À partir du témoignage d'un ancien chanteur, tiré d'un documentaire télévisé au titre provocant « *Pourquoi nous détestent-ils nous les vieux ?* », ce texte nous fait prendre conscience, sur un mode souvent humoristique, de la prégnance de l'âgisme dans notre société. Il nous invite à remettre en cause les stéréotypes de l'âge.

L'article d'Anne-Marie Guillemard défend l'idée que les implications sociales et économiques des progrès de la longévité humaine sont méconnues et le plus souvent réduites aux seules conséquences du vieillissement des populations : poids du financement des retraites et coût de la dépendance du grand âge. L'auteure plaide pour que soit prise la pleine mesure des défis posés par la révolution de la longévité. Vivre 100 ans ne signifie pas seulement une vieillesse plus longue. C'est toute la condition humaine et sociale qui s'en trouve bouleversée. Nos manières de vivre ensemble, de définir les âges de la vie et de créer de la solidarité doivent être repensées. Bref, elle lance un appel pour que nos sociétés se saisissent de la révolution de la longévité pour en faire une opportunité pour tous et toutes au lieu de se contenter d'en réduire les risques associés.

Dominique Thierry nous livre, à travers son expérience de président de France Bénévolat, son diagnostic sur les processus de marginalisation dont sont victimes les seniors et ses préconisations sur les actions qui pourraient renverser cette situation. Il plaide pour que l'on passe d'actions « pour » les seniors à des actions « par » les seniors. Ces dernières seraient prioritairement tournées vers des projets de solidarité intergénérationnelle de manière à « permettre aux jeunes de grandir mieux et aux seniors de vieillir moins vite ».

Dans la ligne de ce plaidoyer pour l'intergénérationnel, deux associations : IDAR et OLD'UP témoignent de leur engagement majeur dans ce domaine.

La communicologue et ethnomusicologue Barbara Ndimurukundo-Kururu élargit notre horizon au-delà des pays développés et nous propose une réflexion sur les difficultés de la coopération intergénérationnelle dans la transmission des musiques traditionnelles au Burundi.

Elle analyse combien la croissance démographique et l'urbanisation ont altéré dans ce pays en développement la coopération intergénérationnelle en matière de transmission des musiques traditionnelles. Car cette transmission s'inscrivait dans la tradition orale, alors que les jeunes générations sont désormais celles de l'écrit.

Une note de lecture sur les retraités chinois et une bibliographie concluent ce dossier thématique.

DOSSIER

SOLIDARITÉ ET ÉQUITÉ INTERGÉNÉRATIONNELLES

La représentation des seniors dans la société : le poids de l'âgisme

Pierre Landry
membre du CIS.H

Avec l'allongement de la durée de vie, le rôle et la place des seniors dans la société deviennent un enjeu en vue de maintenir ou de rétablir un équilibre entre les générations. Après avoir précisé ce qu'est un senior et la connotation négative qui lui est souvent associée, nous passerons en revue des points de vue différentiés au travers de témoignages exprimés dans un documentaire qui nous interpelle. Toutes les citations sont extraites d'un film documentaire *Pourquoi nous détestent-ils, nous, les vieux ?*, réalisé par Marcel Amont et Aurélia Breuil et diffusé par la Chaîne Planète+ en 2020.

Dans le milieu médical, on considère une personne âgée comme quelqu'un qui a des troubles plus ou moins handicapants. Dans le milieu de l'entreprise, on estime souvent qu'une personne après 45-50 ans a plus de difficulté à s'adapter à des situations nouvelles et qu'il n'est pas utile d'investir sur elle par la formation, d'où la catégorie de senior. Plus généralement, un senior est une personne qui a atteint l'âge de la retraite ou qui s'en approche.

Qu'en est-il pour les personnes qui ne sont pas salariées comme les agriculteurs, les artisans, les professions libérales, les artistes, les écrivains, etc. ? Pour beaucoup, leur métier correspond à un engagement qui devient l'activité première de leur vie. Il n'est pas rare de voir un artisan exercer son métier tant que sa santé le lui permet, refusant de devenir un oisif loin des contacts quotidiens avec ses clients devenus parfois des amis.

Ne dit-on pas que Molière est mort sur scène ? L'on voit des acteurs interpréter des rôles « jusqu'au bout » ou des chanteurs continuer de faire des tournées le plus longtemps possible.

De même, beaucoup de seniors s'engagent dans des associations, pratiquent des activités de bénévolat ou réalisent des projets personnels contrariés par leurs engagements professionnels.

Ces personnes « actives » ne se reconnaissent pas dans l'image négative de la vieillesse véhiculée par des préjugés très ancrés dans la société. On parle de deuxième vie dont on est le "patron".

Les capacités physiques et intellectuelles des personnes évoluant en partie en fonction de l'âge, il est tentant d'établir une relation de cause à effet et de généraliser : un senior est vu au travers de ses manques et non en tenant compte de tout son capital accumulé du fait de ses expériences et de ses engagements dans la société. Cette forme de discrimination avec une bonne dose de mépris s'appelle l'âgisme. Elle explique en partie le pourcentage insuffisant de seniors occupant un emploi en France. Cette discrimination conduit à une moindre estime de soi qui peut avoir des conséquences sur la santé des personnes qui en souffrent.

Confronté à cet âgisme, Marcel Amont, chanteur dans sa quatre-vingt-dixième année et toujours en activité, a interviewé des personnes ayant réfléchi à cette question pour essayer de comprendre :

> « *Si, à 90 ans, je suis encore là, c'est que je ne dois pas avoir une image de la vieillesse si négative que ça ! Mon problème, c'est plutôt*

le regard que les autres portent sur moi. Je vous avoue qu'avec les années, j'ai de plus en plus l'impression d'être traité comme un enfant. Sans doute à cause de cette idée reçue, bien tenace, qui voudrait que les vieux retombent en enfance. Je suis sûr que vous vous l'êtes déjà dit. Le problème avec ça, c'est que l'on nous empêche de faire des trucs d'adulte : "conduire, c'est trop dangereux ; sauter en parachute ? Ce n'est plus de ton âge…" »

Dans sa quête, Marcel Amont rencontre donc plusieurs experts pour appréhender la complexité de la question de l'âgisme ou de la discrimination reposant sur l'âge.

D'après Pascal Champvert, président de l'AD-PA, association des directeurs au service des personnes âgées :

« *Si la société n'aime pas les "vieux", c'est qu'elle a peur des vieux, de vieillir, car elle a basé tout son développement économique sur l'idée du renouvellement rapide des biens de consommation et des moyens de production, donc sur l'idée qu'il faut créer du nouveau et jeter ce qui est vieux. Donc, on jette les vieux !* »

D'après Jérôme Pélissier, psychologue, si l'âgisme perdure, c'est que l'

« *on est dans une culture qui a du mal à accepter le fait que l'on vieillit. Quand on voit les vieux apparaître dans les publicités, c'est soit pour s'en moquer, soit pour effrayer, repousser les gens... C'est un des problèmes de l'âgisme, c'est qu'il est très banalisé.* »

Pour un responsable de l'association OLD'UP :

« *L'âgisme est dans les détails. On pourrait prendre le geste le plus bienveillant. On me donne à m'asseoir dans le bus. Il y a bienveillance évidente et derrière cela, il y a "je serais bien resté assis et là je suis debout". Il y a une espèce d'agressivité larvée.* »

Pour Stéphane Adam, neuropsychologue, l'idée que nous nous faisons de la vieillesse peut influer sur notre santé :

« *... Avec l'âgisme, on est tous concernés. On est tous de potentielles ou actuelles personnes âgées... On peut avoir des attitudes inadéquates avec ce qu'on deviendra : c'est particulier. Si votre vision du vieillissement est négative, votre mémoire déclinera plus vite en vieillissant que si la vision est positive. Si la vision est négative, vous avez deux fois plus de risques de développer des* *problèmes cardiaques. Ceux qui ont une vision négative ont sept ans et demi de vie en moins que ceux qui ont une vision positive. Si je pense négativement le vieillissement, je risque de moins bien vieillir que si je suis plus positif.* »

Le risque est de faire sienne cette vision pessimiste du vieillissement et de vouloir en finir avec la vie comme le revendique Jacqueline Jencquel qui a 75 ans et milite pour le droit à choisir sa mort :

« *Parce que petit à petit toutes nos fonctions se déglinguent. On a la polypathologie invalidante de la vieillesse. Cette polypathologie, c'est : arthrite, arthrose, ostéoporose, incontinence, vous n'entendez plus rien, vous ne voyez plus. Moi, j'ai la tremblote. D'autres gens ont d'autres trucs.* »

Cette généralisation abusive est dénoncée par Bernard Ennuyer, sociologue, qui précise que

« après 85 ans, en France, vous avez en gros moins d'un quart des gens qui vont vraiment mal. La plupart des gens mourront en bonne santé ».

Cette vision négative de la vieillesse est largement diffusée dans les médias en ignorant sa dimension positive, insiste Bernard Ennuyer :

« *Prenez le journal. Vous verrez que la société va mal, car il y a trop de vieux, qu'ils sont inutiles. On dit que les dépenses de santé sont dues au vieillissement démographique. C'est faux ! Elles sont dues à l'accumulation des techniques. On fait des scanners, des IRM à gogo... On dit les retraités, le poids des retraites... Les retraites que nous touchons sont remises en circulation. C'est le flux économique de l'investissement, de l'épargne. Pourquoi a-t-on ce schéma injustifié ? Résistons à l'image que l'on donne de nous. Ne laissons pas les autres parler à notre place. Est-ce que la vieillesse de certains servira d'exemple pour que les gens disent : "On va montrer que l'on est là, toujours utiles, que l'on a notre place."* »

Stéphane Adam passe sa vie à tenter de faire changer notre regard à tous sur le vieillissement, en notant que c'est dans le secteur des soins de la santé que la vision est la plus négative et pourtant, avec la notion de bonheur, la réalité est autre malgré le stress et les pertes dues à l'âge :

« *Quand on prend la courbe du bonheur, paradoxalement, c'est de la forme du sourire dans un "smiley" (☺). Les jeunes entre 0 et 18 ans sont assez élevés dans la courbe du bonheur. Puis la courbe diminue. Vers 30-40 ans, c'est le creux de la vague. La dépression y est plus importante. Après, le bonheur augmente avec l'âge. La littérature scientifique nomme ça le paradoxe du bien-être.* »

Si « *objectivement, en vieillissant on est plus confronté à des pertes qu'à des gains* », il est possible de se maintenir en bonne condition physique par la pratique raisonnée (d'un sport de combat, par exemple), ainsi que l'affirme Jean-Michel Rey, directeur d'une salle à Bordeaux :

« *Les seniors sont bien plus forts qu'ils ne le pensent. On le voit ici. Je dis toujours "relaxez-vous, décontractez-vous". Il y a un potentiel énergétique qui pourrait être bien mieux utilisé. Il faut batailler contre son instinct de résister. Il faut accepter au contraire de laisser couler. Dans votre tête et votre corps, vous ne restez pas immobile.* »

La dernière rencontre a lieu dans l'Université du temps libre de Bordeaux avec le psychosociologue Jean-François Amyot pour aborder la question de l'évolution des capacités intellectuelles avec l'âge :

« […] *la plasticité cérébrale montre que, si vous vous mettez dans un apprentissage nouveau, votre cerveau va fabriquer de nouveaux neurones et de nouvelles synapses... Au XXe siècle, on a cru que nos cerveaux déterminaient nos activités. Au XXIe siècle, on sait que nos activités déterminent notre cerveau. On se trompe quand on veut définir un individu à travers son âge... On dit : " il a 70 ans". Toutes les casseroles sortiront à partir de là : à 70 ans, il perd la mémoire, il a des difficultés, il n'a plus de sexualité, etc. On est dévalorisé... Dans le regard social, vieillir, ça serait perdre. Je ne crois pas : vieillir c'est s'adapter.* »

Après ce tour d'horizon et le recueil de nombreux témoignages, notre Candide conclut :

« *Au fil de ce documentaire, j'ai réalisé que j'étais moi-même un peu âgiste. J'avais des a priori sur mon âge, la vieillesse. Et je me trompais ! Alors, ça vaut peut-être la peine d'arrêter de nous voir comme des incapables, des inutiles, des demi-vivants. Le temps qui reste, c'est encore la vie. Pas la vie diminuée, pas la presque mort. Non ! la vie et moi, je continuerai chaque jour à la célébrer. »*

Conclusion

Qu'une personne de 90 ans en arrive à dépasser les a priori de l'âgisme après réflexion incite à penser que les seniors plus jeunes, mais aussi le reste de la société, n'ont pas de raison objective d'entretenir une vision négative de la vieillesse. La France compte 6,4 M de personnes âgées de plus de 75 ans dont environ 10,5% sont en EHPAD et 1,4 M de personnes sont en perte d'autonomie (bénéficiaires de l'APA). Ce qui laisse quand même 78 % des personnes de plus de 75 ans terminer correctement leur parcours de vie.

Plus généralement, chassant le spectre de la vieillesse difficile, de nombreux seniors participent à la vie de la société en s'investissant dans des activités de bénévolat, mais aussi dans la gestion des collectivités, en devenant maire de leur commune, par exemple. Il serait non seulement contre-productif de les maintenir à l'écart des choix de société, mais aussi d'ignorer le capital d'expériences accumulées prêt à s'investir pour construire le futur. Le faire savoir est la manière la plus efficace de contrer l'âgisme.

Avec l'allongement de l'espérance de vie, en bonne santé le plus souvent, la société a besoin de tous ses membres pour affronter les aléas de la vie et tendre vers un monde plus équilibré.

Éléments de bibliographie

ADAM, Stéphane et al. « L'âgisme et le jeunisme : conséquences trop méconnues par les cliniciens et chercheurs ! ». *Revue de neuropsychologie.* 2013/1 (Volume 5). https://www.cairn.info/revue-de-neuropsychologie-2013-1-page-4.htm.

AMYOT, Jean-Jacques, 2017. *Mettre en œuvre le projet de vie. Dans les établissements pour personnes âgées.* 3e édition. Paris, Dunod.

ENNUYER, Bernard, 2017. *C'est quoi être vieux ?* La Tour d'Aigues, L'Aube,

- 2014. *Repenser le maintien à domicile : enjeux, acteurs, organisation.* Paris, Dunod.

JENCQUEL, Jacqueline, 2020. *Terminer en beauté.* Lausanne, éd. Favre.

PITAUD, Philippe, 2013. *Vivre vieux, mourir vivant.* Toulouse, Érès.

Filmographie

https://youtu.be/WVTUIYn-WdI

https://www.huffingtonpost.fr/entry/quest-ce-quetre-vieux-le-chanteur-marcel-amont-repond-a-cette-question-epineuse_fr_5d9b6073e4b0fc935ede510c

Liens

ADAM, Stéphane, neuropsychologue, Université de Liège http://www.senescence.ulg.ac.be/equipe/stephane-adam/

AD-PA, association des directeurs au service des personnes âgées : https://ad-pa.fr/

AMYOT, Jean-Jacques, psychosociologue, Université du temps libre, Bordeaux, directeur de l'Office aquitain de recherche, d'information et de liaison sur les personnes âgées. https://www.dunod.com/livres-jean-jacques-amyot https://seniorsreporters.bordeaux.fr/2019/10/05/luniversite-du-temps-libre/

ENNUYER, Bernard, directeur d'association d'aide à domicile, docteur en sociologie https://philosophieparisdescartes.wordpress.com/bernard-ennuyer/

JENCQUEL, Jacqueline – Le droit à choisir sa mort https://www.youtube.com/watch?v=cC7XVNArDXU&list=LLO2sXU9pei6bz5AAqgPvWZA&index=1499

Notre temps - magazine français à destination du public senior https://www.notretemps.com/

OAREIL, Office aquitain de recherche, d'information et de liaison sur les personnes âgées, Bordeaux. https://www.oareil.org/

Université du temps libre, Bordeaux https://www.oareil.org/presentation-de-l-universite-du-temps-libre.html

Observatoire de l'âgisme : http://www.agisme.fr/

OLD'UP, Plus si jeune, mais pas si vieux : https://www.oldup.fr/

RIBES, Gérard, psychiatre-sexologue https://www.decitre.fr/livres/sexualite-et-vieillissement-9782850087608.html

Villes amies des aînés : http://www.villesamiesdesaines-rf.fr/

Restaurer l'équité du pacte de solidarité entre générations : un enjeu majeur de cohésion sociale dans une société de longévité

Anne-Marie Guillemard
Sociologue, Professeur émérite Université de Paris
Chercheur au Centre d'étude des Mouvements sociaux
(EHESS/ CNRS)

Ce texte résulte d'un travail collectif dirigé par l'auteure autour de la question de l'allongement de la vie et des multiples défis qu'il pose à nos sociétés. Interrogation largement sous-estimée jusqu'à présent dans les travaux de recherche, lesquels portent plus largement sur les conséquences économiques et sociales du vieillissement. Je tire l'essentiel des constats et analyses proposés dans cet article de l'ouvrage collectif[1], paru sous ma co-direction fin 2017 et j'en synthétiserai les enseignements majeurs.

Phénomène sans précédent dans l'histoire de l'humanité, l'allongement de la vie humaine est en train de révolutionner durablement le XXIe siècle sur tous les continents. Pourtant, l'ampleur de ces mutations et leurs nombreuses implications restent largement méconnues. L'ouvrage précité avait pour objectif d'en dresser l'inventaire à partir du croisement d'approches

---

[1] GUILLEMARD, Anne-Marie, MASCOVA, Elena, 2017, *Allongement de la vie. Quels Défis ? Quelles Politiques ?* Paris : La Découverte.

pluridisciplinaires et dans une perspective de comparaisons internationales.

Il visait à circonscrire les multiples défis posés par l'allongement de la vie. Mais aussi les modalités selon lesquelles les politiques publiques pourraient s'en emparer, afin de faire de la révolution de la longévité une opportunité pour tous et pas seulement un problème. Pourtant, cet enjeu demeure largement aujourd'hui un "impensé" des politiques publiques.

Déconstruire et renouveler l'approche du vieillissement grâce au concept de longévité

L'une des contributions importantes de cet ouvrage est d'avoir permis, grâce au concept de longévité, de remettre en cause nos constructions sociales segmentées de l'âge et de la vieillesse. L'ambition de cet ouvrage était de penser la nouvelle étendue de la vie humaine sans la réduire à la seule question de la vieillesse. Le propos était d'en finir avec la vision purement déficitaire du vieillissement, qui domine aujourd'hui les débats et l'action politique, en France notamment, et réduit la révolution de la longévité au seul vieillissement de la population et à son cortège de conséquences négatives : perte d'autonomie et coût grandissant de sa prise en charge. Le concept d'allongement de la vie, avec ses multiples implications au plan individuel, institutionnel et sociétal, a permis de rompre avec cette approche réductrice. Il conduit à considérer que l'allongement de l'existence, au-delà de sa contribution au vieillissement de la population, induit une profonde transformation de tout le processus de grandir/vieillir et bouleverse la signification sociale des différents âges. Ainsi, en plaçant au cœur de l'analyse et de la réflexion le concept de longévité avons-nous pu opérer un changement de paradigme et proposer une lecture de l'avancée en âge.

Non plus segmentée, mais dynamique et processuelle, centrée sur la totalité des parcours individuels et collectifs et des liens entre générations.

Un changement de paradigme qui permet de mieux appréhender l'ensemble des défis posés aux politiques publiques par l'allongement de la vie

Jusqu'à présent les politiques publiques se sont principalement occupées de traiter les risques associés au vieillissement des populations tels : la dépendance du grand âge, ou le poids du financement des retraites. En revanche, le volet optimisation et valorisation des gains et des ressources nouvelles que procure une vie plus longue a été passé sous silence. Il est demeuré un impensé des politiques publiques. L'obsession du vieillissement a occulté les apports procurés par les progrès de la longévité. Comment valoriser l'expérience alors que plus de salariés seniors expérimentés seront en emploi ? Comment optimiser les compétences détenues par les seniors au bénéfice des activités bénévoles qu'ils sont capables de développer jusque tard dans la vie ? En quoi les contributions économiques des seniors sont-elles créatrices de valeurs et de performances accrues pour les entreprises comme pour le pays ? Comment les mesurer et les optimiser ? Toutes ces questions ont été ignorées. Le constat devrait conduire à réviser radicalement les politiques publiques adoptées. Ces dernières s'efforcent principalement de limiter les coûts induits par le vieillissement de la population, notamment grâce à des réformes paramétriques des retraites ou par une prise en charge des soins au grand âge toujours contingentée ou retardée dans le souci de limiter les dépenses sociales. Le vieillissement n'est conçu finalement que comme un fardeau qui risque d'obérer l'avenir si l'on ne parvient pas à le réduire.

L'action publique s'est focalisée sur la réduction des risques associés au vieillissement des populations. Elle a omis de considérer qu'une vie plus longue dote les individus de nouvelles ressources qu'il conviendrait d'optimiser au bénéfice, tant de la société que des individus qui la composent. Ainsi, la prise en compte des progrès de la longévité permet de mieux circonscrire les défis qu'ils posent aux politiques publiques. Il ne s'agit pas seulement de réduire les risques associés au vieillissement, il faut encore savoir optimiser et valoriser les gains nouveaux que procure une vie plus longue.

Par exemple, les seniors sont en moyenne en bonne santé jusque tard dans la vie, car l'espérance de vie sans incapacité a progressé au même rythme que l'espérance de vie aux âges élevés. Même si l'on enregistre récemment un plafonnement de la première. En conséquence, les pertes d'autonomie liées à l'avancée en âge sont plus tardives. Moins d'un tiers des plus de 80 ans sont dépendants au sens de l'Allocation Personnalisée Autonomie (APA), car ils ont besoin d'aide pour les actes de la vie quotidienne. Nous sommes donc loin de pouvoir assimiler, comme il est fait couramment, grand âge et situations de dépendance. De la même manière, plus de salariés expérimentés sont aujourd'hui en emploi. Ils appartiennent à des générations en moyenne plus diplômées que leurs aînés. Mais la France tarde encore à faire des seniors un atout pour les entreprises. La discrimination à l'encontre de l'âge dans l'emploi y est plus accentuée que dans la plupart des pays européens. Il en est de même pour les activités bénévoles. Les seniors sont devenus les piliers du tissu associatif, avec l'entrée massive sur le marché du travail des femmes. Pourtant, ces contributions ne sont guère comptabilisées comme créatrices de valeurs et de performances économiques et sociales.

Seul l'accroissement de la demande senior en lien avec le vieillissement de la population est pris en compte comme levier de développement de la « silver-économie ».

La longévité bouleverse l'organisation sociale des sociétés modernes dans toutes ses dimensions

Trois dimensions majeures de ce bouleversement sont à prendre en compte.

Métamorphose du régime temporel d'existence

Nos existences peuvent durer désormais un siècle. Dès lors, l'horizon de la mort n'est pas seulement repoussé pour chacun d'entre nous, c'est tout le processus d'avancée en âge qui est modifié et les significations sociales des âges brouillées. Le premier défi posé par une longévité accrue est donc de prendre en considération la métamorphose du régime temporel du cours de vie qu'elle engendre. Paradoxalement, l'allongement de la vie n'a pas rimé avec une meilleure lisibilité et maîtrise de l'avenir pour chacun. Car le régime temporel de vie a trois temps successifs bien distincts : formation pour les jeunes, travail tout au long de la vie adulte et retraite pour la vieillesse, qui prévalait dans la société industrielle, a perdu de sa consistance, en lien avec l'émergence d'une société de la connaissance et les progrès de la longévité. Le régime temporel à trois temps inscrivait chacun dans un déroulement prévisible de la vie avec ses bornes d'âge standard. Désormais, le cours de vie est devenu flexible et individualisé, mettant fin au modèle biographique d'existence à trois temps standardisé et prévisible, avec ses étapes franchies peu ou prou à un même âge chronologique et sa concordance des temps familiaux et professionnels.

Les progrès de la longévité ont multiplié les âges de la vie et les bifurcations, complexifié les transitions et enchevêtré les temps sociaux tout au long des parcours. Les séquences de formation, d'emploi, de vie familiale, de non-travail et de loisirs se combinent sans ordre à tous les âges. Du même coup, l'âge n'est plus le bon paramètre pour gérer les populations. À un même âge, les individus ne sont plus dans des situations identiques correspondant à des besoins homogènes. Par exemple, il n'est pas rare aujourd'hui de refonder une famille à 50 ans et de se retrouver en parentalité tardive à cet âge alors que d'autres sont dans une situation de « nid vide ». Il est évident que les stratégies de départ en retraite dans ces situations distinctes ne peuvent être identiques et qu'un âge standard de la retraite imposé à tous n'est plus pertinent dans ce nouveau contexte. La gestion par l'âge des populations n'est plus adaptée à ce nouveau régime temporel d'existence et aux parcours de vie flexibles et diversifiés qui lui correspondent. Désormais, ce sont les parcours de vie qu'il convient de gérer. Abattre les barrières d'âge, ouvrir des choix de vie dans les multiples transitions de l'existence, protéger en sécurisant les parcours sont désormais les maîtres-mots dans le nouveau mode de gestion des âges. Les progrès de la longévité ont entraîné une profonde mutation de la signification sociale des âges de la vie. Il faut en finir avec une conception segmentée des âges, selon laquelle les plus de 60 ans ou de 65 ans sont les « vieux » avec leur cortège de problèmes et leurs besoins grandissants de prises en charge coûteuses à mesure que leur nombre s'accroît. Aujourd'hui, les biographies sont devenues plus incertaines et singulières. L'avancée en âge n'obéit plus à un parcours linéaire et homogène de la naissance à la mort.

Les parcours de vie sont devenus un processus continu de construction et de reconstruction de soi au fil des épreuves individuelles rencontrées (Deschavanne, Tavoillot, 2007).

Le second défi : comment protéger dans une société de longévité, au sein de laquelle les parcours de vie sont devenus flexibles et individualisés ?

Ce second défi est d'autant plus difficile à relever que notre système de protection sociale s'est construit après la Seconde Guerre mondiale, en épousant le rythme à trois temps de la société industrielle. L'édifice actuel de l'État Providence, avec ses risques répertoriés et ses droits sociaux correspondants, demeure étroitement construit sur une organisation ternaire du cours de vie. En conséquence, nous assistons à une disjonction croissante entre des instruments rigides de protection sociale, construits à l'ère industrielle, et les nouveaux besoins en sécurité issus de parcours de vie plus flexibles et individualisés. Dès lors, il ne suffit plus de couvrir les principaux risques de l'existence et de les indemniser une fois survenus, à la manière du « vieil » État Providence, pour assurer la protection des individus. La sécurité passe désormais par des interventions préventives tout au long de l'existence. Le curatif a perdu de l'importance au profit du préventif. Car la priorité, dans une société de longue vie, est de soutenir et promouvoir l'autonomie des individus et de sécuriser l'ensemble de leurs trajectoires de vie, en dépit de la multiplication des états changeants alternés d'activité et d'inactivité qui se succèdent tout au long de leur parcours. Équiper préventivement et continument les individus grâce aux stratégies « d'investissement social » devient le nouveau paradigme de la protection sociale dans ce contexte de longévité croissante.

Cette nouvelle stratégie, largement défendue et prônée par la Commission Européenne dans le cadre de son Plan à l'horizon 2020, repose sur une nouvelle philosophie de la protection sociale des individus. Il ne suffit plus d'indemniser le risque une fois survenu. Il convient désormais d'entretenir et investir dans le capital humain tout au long de la vie. L'objectif est de soutenir et promouvoir l'autonomie des individus et ainsi de les mettre en situation d'exercer leurs responsabilités. Cette nouvelle stratégie d'investissement social convoque une nouvelle figure de l'État providence. Après l'État protecteur émerge un État social animateur dont le rôle principal sera de coordonner l'action des différents acteurs de la protection sociale, qu'ils soient publics ou privés. Ainsi, investir dans la formation tout au long de la vie, accompagner les mobilités professionnelles est un investissement susceptible d'optimiser les nouvelles ressources d'une vie plus longue en garantissant par exemple des salariés seniors plus expérimentés, aux compétences actualisées dans les entreprises.

Toutefois, il ne faut pas oublier que l'étirement de la vie adulte débouche inévitablement sur le développement de maladies chroniques plus ou moins invalidantes qui requièrent des soins de longue durée, une assurance santé (5e risque ?) et des prises en charge adaptées à ce nouveau risque. Protéger dans une société de longue vie exige donc de conjoindre prévention et soins.

Un troisième défi majeur à relever : refonder le pacte de solidarité entre les générations

La révolution de la longévité fait désormais coexister quatre générations et non plus seulement trois dans la famille comme dans la société. Dès lors, ce nouvel emboîtement des générations bouleverse et complexifie les flux d'échanges intergénérationnels. Il impose de repenser nos manières de concevoir la solidarité et l'équité entre les générations. Rééquilibrer la solidarité entre générations dans une société multigénérationnelle est un enjeu essentiel pour maintenir la cohésion sociale dans les sociétés de longue vie et bannir toute guerre des âges. Pour autant, ce défi demeure largement ignoré et méconnu, alors qu'il serait urgent de concevoir un « *new deal* » intergénérationnel. En effet, le pacte de solidarité intergénérationnel scellé en 1945 avec l'Assurance vieillesse de la Sécurité sociale fit le choix de la répartition et posa le principe qu'aucune génération ne pouvait se sauver seule. Pourtant, le pacte de solidarité intergénérationnelle qui la fondait a tourné au pacte de sacrifice pour les jeunes, car il représente pour eux plus de dettes que de promesses.

En 1945, fut posé le principe d'un pacte implicite de solidarité intergénérationnelle entre les trois générations coprésentes. Il était mutuellement profitable et donc équitable pour tous. Aux plus âgés fut accordé un droit à la retraite : jusqu'en 1960, cela représentait quelques années de repos entre 65 ans (alors âge de la retraite) et 68 ans (âge moyen de l'espérance de vie à la naissance durant cette période). En échange, les jeunes adultes et les adultes, après une brève période d'éducation, se voyaient accorder un emploi stable et durable (durée moyenne de la vie de travail : 50 ans), ainsi que la protection sociale attachée à cet emploi pour le travailleur et sa famille. Le pacte ainsi scellé couvrait les trois temps de la vie : éducation, emploi, retraite. L'emploi permettait aux adultes de financer la retraite des vieux, par un financement socialisé ascendant, ainsi que l'éducation de leurs enfants et la protection sociale de la famille. Mais les mutations du travail et de la démographie ont mis à mal l'équité de ce pacte.

Notamment, l'obsession des coûts induits par le vieillissement des populations a conduit les gouvernants à multiplier des réformes paramétriques des retraites, visant à abaisser leur rendement et repousser l'âge de la retraite pour les actifs, futurs retraités[2]. Les jeunes se sont vu proposer des retraites toujours plus lointaines et moins généreuses,

---

[2] On ne compte pas moins de cinq réformes des retraites entre 2003 et 2014.

alors qu'ils devaient contribuer lourdement aux retraites de leurs aînés. En effet, faute d'avoir notablement prolongé la vie active avec l'allongement de la vie, la période passée en retraite s'allonge. La durée moyenne de retraite en France est aujourd'hui de 28 ans contre quelques années dans les années 1960. En conséquence, ces réformes ont creusé les inégalités entre générations. D'autant que peu de compensations ont été accordées en contrepartie aux plus jeunes générations en matière de meilleur accès à la formation ou à l'emploi. De plus, à l'intérieur de la famille l'allongement de la vie implique inévitablement un retard important dans la transmission des biens d'une génération à l'autre. Ce phénomène prive les jeunes générations d'héritage, car ce sont aujourd'hui les jeunes retraités qui héritent de leurs parents très âgés. Ils deviennent de ce fait détenteurs d'un patrimoine, notamment immobilier, aux dépens des plus jeunes, alors que ces derniers peinent à accéder à un logement ou financer leurs projets. Le « vivre ensemble » est lourdement compromis, comme la confiance dans l'équité des efforts demandés à chaque génération. La défiance de tous les Français à l'égard du système de retraite n'a jamais été aussi massive[3]. Les réformes successives des retraites ont été principalement axées sur leur soutenabilité financière.

De ce fait, elles ont omis de considérer leur soutenabilité sociale. En conséquence, elles ont mis à mal la légitimité de notre système de protection sociale. Il est urgent de revenir à un pacte de solidarité intergénérationnel plus équilibré, sinon la guerre des âges menace et, avec elle, l'effondrement de notre système de protection sociale qui a pour fondement le principe que les générations sont solidaires et qu'aucune ne peut se sauver seule.

---

[3] Selon le sondage Ifop/Fondapol de novembre 2018, près des ¾ des Français (72%) jugent le système injuste.

Le « *new deal* » intergénérationnel consisterait à revenir à des échanges mutuellement profitables pour tous, dans lesquels les contributions apportées par chaque génération sur l'ensemble du cours de vie en matière de retraite, de travail, d'éducation et de « care »[4] s'équilibreraient avec les rétributions qu'elles reçoivent. Sa réalisation exigerait d'instaurer un système de vigilance de l'équité et de la justice sociale entre générations. Celui-ci devrait être exercé par une haute autorité indépendante et passerait au crible de cette vigilance les politiques publiques mises en œuvre en matière de politiques sociales et fiscales, afin d'évaluer leur équité intergénérationnelle. Parmi les mesures susceptibles de rétablir l'équité entre générations on peut évoquer quelques exemples : investir en formation pour les jeunes et les âges médians en échange d'un report de l'âge du départ à la retraite de ces générations, fluidifier le patrimoine immobilier des seniors afin de les rendre plus mobiles vers des logements adaptés à l'avancée en âge et favoriser une accélération de la circulation du patrimoine entre vifs. Mais aussi en matière de politiques du travail et de l'emploi, favoriser une meilleure répartition de l'emploi entre les générations. Ceci passe, pour les seniors, par des mesures favorisant le prolongement de la vie de travail par un meilleur accès à la formation des âges médians et des seniors et un effort sur l'amélioration des conditions de travail pour un travail plus soutenable. Pour les jeunes, il est urgent de favoriser leur insertion précoce sur le marché du travail, notamment en fluidifiant les transitions entre formation et emploi.

---

[4] Le terme « care » est repris de l'anglais et signifie « prendre soin de » et se distingue du terme « cure » qui dans cette langue signifie « soigner ». Le « care » a été retravaillé en tant que concept par les théoriciens du genre qui ont élargi sa signification en soulignant qu'il ne s'agit pas seulement dans cette notion de désigner une attitude attentionnée envers autrui, mais avant tout de désigner un travail, principalement exercé par les femmes. Ce travail recouvre un ensemble d'activités matérielles et relationnelles imbriquées pour répondre aux besoins d'autrui. Ce travail peut être exercé par des professionnels ou des aidants bénévoles.

Enfin, il convient d'encourager la coopération et la complémentarité des âges au travail, lesquelles se limitent trop souvent dans les entreprises à quelques mesures de tutorat.

Deux événements récents qui altèrent ou confirment nos résultats

1. Le coronavirus

Cette pandémie mondiale me semble avoir mis en évidence, de manière tragique, que la discrimination, même positive, à l'encontre de l'âge et que la gestion par l'âge sont désormais inadéquates pour gérer les populations. Dans le cas du coronavirus, les autorités, dès début mars 2020, ont interdit les visites des proches dans les EHPAD, afin de protéger des populations qu'on savait particulièrement vulnérables au virus. Mais sans accorder, hélas, de moyens de détection et de prévention particuliers pour ces établissements. Résultat, ces lieux déjà ségrégués ont été transformés en mouroirs, dans des conditions parfois déplorables et loin des regards et de la sollicitude des proches. Face à ce résultat dramatique, il est permis d'espérer que l'on cessera de naturaliser l'âge en l'assimilant d'emblée à la dépendance et à la fragilité. De personnes à protéger en priorité on a fait des sacrifiés prioritaires payant cher la pénurie de masques, de tests ou de respirateurs. Pour la phase du déconfinement qui a suivi, selon le même raisonnement, il a été question un temps de ne pas déconfiner les 65 ans et plus, au prétexte de leur prétendue vulnérabilité collective. Mais les autorités ont renoncé *in fine* à cette disposition discriminatoire.

2. La réforme universelle des retraites

Le projet systémique de réforme des retraites, porté par le candidat Macron en 2017, puis par le Haut-Commissaire à la réforme des retraites Jean-Paul Delevoye pouvait laisser espérer qu'on allait sortir la France de la gestion par l'âge des populations et des réformes paramétriques des retraites. Mais au final, l'adoption de la loi a démontré qu'il n'en était rien. L'âge est revenu en force avec l'âge pivot et un retour prioritaire à une logique purement comptable de redressement des comptes publics[5].

Refonder le pacte entre les générations : un enjeu majeur pour rétablir la cohésion sociale et l'adhésion démocratique dans une société de longévité

Au terme de ce chapitre, nous espérons avoir montré que longévité accrue et vieillissement des populations ne constituent pas des catastrophes fatales pour les sociétés du XXIe siècle. La révolution de la longévité n'implique pas irrémédiablement le démantèlement de notre protection sociale et une croissance en berne.

Elle est porteuse de nouvelles ressources et opportunités qu'il faut savoir saisir et optimiser afin de bâtir une société pour tous les âges, plus solidaire et attentive à la diversité. Certes, la voie pour y parvenir est exigeante et implique un fort volontarisme public, en même temps qu'une révolution des esprits. Car on ne peut relever les défis de la longévité ni tirer parti des opportunités qu'elle ouvre en conservant nos représentations sociales segmentées de l'âge et de la vieillesse. Dans cette perspective, il faut substituer aux politiques de la vieillesse ou de la jeunesse qui reposent sur cette segmentation par l'âge et s'appuient sur des définitions essentialistes des âges de la vie, des approches dynamiques du cours de vie et de ses métamorphoses. Abattre les barrières d'âge, fluidifier les

---

[5] Voir notre article, Anne-Marie GUILLEMARD « La réforme universelle des retraites, sa place dans les évolutions de la protection sociale, son ambition systémique et son retour à une logique comptable », *Revue d'Histoire de la Protection sociale, 2020,* N° 13.

parcours et optimiser au bénéfice de l'individu comme de la société, à chaque âge de la vie, les nouvelles ressources en capacités et compétences que recèle une vie plus longue est la seule stratégie valide. Elle seule permet de considérer le vieillissement comme un atout et non plus seulement comme un fardeau. Elle seule autoriserait les seniors à se voir reconnaître un rôle actif dans la société à la mesure des capacités et des compétences qui sont les leurs et en fonction de leur choix de vie : poursuivre une activité jusque tard dans la vie, s'investir dans le bénévolat ou l'associatif. En retour, les seniors ne seraient plus classés comme improductifs, mais comme des citoyens à part entière dont les contributions seraient valorisées. Dans ce nouveau contexte, les seniors pourraient devenir les fers de lance de la refondation du pacte de solidarité intergénérationnelle. Au plan intrafamilial, on sait que ces derniers sont les pivots de la solidarité intergénérationnelle envers leurs enfants et petits-enfants et envers leurs parents âgés. Maints exemples et réalisations démontrent qu'ils sont particulièrement sensibles à la solidarité générationnelle et qu'ils sont prêts à s'investir, au plan sociétal, pour réduire la fracture intergénérationnelle et relancer l'adhésion démocratique de toutes les générations et en particulier des jeunes.

Références

DESCHAVANNE, Éric, TAVOILLOT, Pierre-Henri, 2007, *Philosophie des Âges de la Vie,* Paris : Hachette Littératures.

GUILLEMARD, Anne-Marie, MASCOVA, Elena, 2017, *Allongement de la vie. Quels Défis ? Quelles Politiques ?* Paris : La Découverte.

GUILLEMARD, Anne-Marie, 2010, *Les Défis du vieillissement. Age, Emploi, Retraite, Perspectives internationales*, Paris : Armand Colin.

Place des seniors dans la société et solidarité intergénérationnelle

Dominique Thierry
Président d'honneur de France Bénévolat
Vice-président de RESOLIS

Les seniors sont, en France, au mieux des cibles de consommation, mais le plus souvent des coûts, des résidents, des usagers... voire des usagés, plus rarement, des citoyens à part entière dont la Société a un besoin absolu pour du vivre ensemble par du faire ensemble[1].

Les seniors doublement exclus, d'abord du travail puis, parfois, d'autres activités socialement utiles

Les origines historiques de l'exclusion des seniors en France

Plus que tout autre pays de l'Union européenne, la France a géré ses mutations économiques, sa pénurie d'emploi et les besoins en compétences de sa main-d'œuvre par des dispositifs de départs anticipés à la retraite. Ceci a entraîné un faible taux d'emploi des plus de 50 ans (très faible pour les plus de 55 ans, quasiment inexistant pour les plus de 60 ans), des habitudes de substitution de la main-

[1] « *La solidarité intergénérationnelle sur le terrain. Pourquoi ? Avec qui ? Comment ?* » Dominique Thierry, L'Harmattan, 2019.

d'œuvre, une stigmatisation des salariés âgés, une faiblesse de l'investissement en formation à leur égard, une quasi-absence de pratiques visant à maintenir et à développer leur employabilité, une extrême difficulté pour réinsérer sur les marchés du travail les demandeurs d'emploi âgés.

Ainsi, pendant presque trente ans, la forme la plus couramment acceptée en France de partage des emplois a été la discrimination par l'âge qui s'est traduite par la double exclusion des jeunes et des plus de 50 ans.

Le droit à un départ anticipé a fait partie des droits acquis, alors que l'espérance de vie continuait d'augmenter, entraînant un déséquilibre évident entre la population active et la population inactive.

La perception que, selon une expression ancienne de Robert Lion, *« on est vieux de plus en plus jeune »* est fortement répandue, stigmatisant les salariés à partir de la cinquantaine et entraînant des formes d'exclusion dans les équipes de travail. La faible offre et, par voie de conséquence, l'appétence réduite des salariés de plus de 45 ans, pour la formation, jouent à la fois sur les causes et les effets de ces représentations collectives et renforcent les phénomènes d'exclusion.

Les phénomènes d'attente et de précarité des jeunes à l'entrée dans la vie active ont profondément transformé, au cours de la décennie 1990, les attitudes de ces jeunes à l'égard du travail et surtout de l'entreprise[2]. Leur motivation plus limitée et leur distanciation accrue représentent un grand défi pour la gestion des ressources humaines. Les responsables RH devront faire cohabiter dans le futur des générations aux cultures et aux attentes très diversifiées.

Le passage d'une situation de pénurie d'emplois à une situation de pénurie de compétences nous oblige,

---

[2] Voir THIERRY, Dominique, 2019, *Les jeunes, les mal-aimés de la République*, Paris, L'Harmattan.

collectivement, à repenser la structure de la main-d'œuvre et sa qualification.

Le contexte et les questions

D'un point de vue quantitatif, du fait notamment des départs à la retraite de la génération dite du baby-boom (les gens nés à partir de 1946), devenue celle du papy-boom, la population des retraités de 60 à 75 ans – en bonne santé, sauf exception – va fortement augmenter. Quel regard la société portera-t-elle sur eux ?

- Les plus de 60 ans doivent-ils être vus seulement comme une cible d'études marketing pour identifier l'évolution des structures de consommation, avec une population relativement aisée et disposant d'un bon revenu disponible ?
- La société tentera-t-elle de culpabiliser une génération qui a bénéficié des avantages des « fausses Trente Glorieuses » et qui va vivre son grand âge aux crochets des jeunes qui n'ont connu que « la crise et la galère » ?
- La société va-t-elle considérer que cette génération qui a eu un certain nombre de privilèges doit avoir en retour des « devoirs » ?
- Ne doit-on pas préconiser un regard positif à l'égard d'une « richesse humaine » importante, d'une tranche de population qui est déjà un acteur important d'une solidarité intergénérationnelle, notamment familiale ?

Cette transition travail/retraite ne se fait pas facilement, même quand elle est attendue et voulue. Ce passage est parfois vécu comme une « mort sociale », tellement le travail constitue un facteur lourd d'identité et de reconnaissance. Le passage à la retraite – nous recommanderons plus loin d'utiliser l'expression « l'entrée en retraite » – se traduit d'abord par une perte identitaire, d'autant plus forte que le salarié a été auparavant exclu de l'entreprise ou exclu au sein de l'entreprise (la « placardisation » !).

La reconstruction – ou au moins le remaniement – identitaire fait au travers d'un processus plus ou moins long, au moins un an. Quelquefois, l'entourage familial joue un rôle de ressource. Parfois, des actions d'aide ont lieu, proposées par la caisse de retraite ou les structures dans lesquelles le nouveau retraité était déjà engagé... Mais, le plus souvent, ce processus se fait seul, sans accompagnement. Heureusement, pour la grande majorité des cas, comme on le dit familièrement, « le nouveau retraité retombe sur ses pieds », grâce à ce que nous appellerons « ses ressources identitaires », c'est-à-dire son capital social individuel, accumulé au travers de son histoire, de ses racines et de son parcours.

Pour certains, malheureusement, le processus s'accomplit très mal, au travers de symptômes psychosomatiques ou de purs syndromes psychiatriques.

Un engagement associatif qui diminue... une situation paradoxale

France Bénévolat, mène régulièrement via l'IFOP, des enquêtes sur la situation du bénévolat associatif. En 2019, on peut estimer qu'il y a environ 13 millions de bénévoles dans les structures associatives, soit 24 % de la population de plus de 15 ans.

Dès 2015, France Bénévolat s'était inquiétée du tassement relatif constaté en 2013 pour les plus de 65 ans. Avec les résultats de 2019, il ne s'agit plus de tassement, mais de régression. Le taux d'engagement des seniors est donc passé de 38% en 2010 à 31% en 2019. C'est presque 0,8 point par an, d'autant plus que le phénomène semble s'être accéléré de 2016 à 2019.

En 9 ans, nous avons perdu environ 1 100 000 bénévoles chez les plus de 65 ans !

Nous donnons 4 explications principales :

1) Les conséquences du durcissement des conditions de départ en retraite et d'une entrée dans le marché du travail plus difficile. Les nouveaux retraités ne sont plus les enfants des « Trente Glorieuses », qui avaient à « rendre » à la Société parce qu'elle avait été particulièrement « bonne » à leur égard.
2) « Une certaine concurrence » entre la solidarité externe et la solidarité familiale (les nouveaux retraités sont une génération charnière et sont extrêmement solidaires de leurs ascendants, de leurs enfants et de leurs petits-enfants).
3) La nécessité de continuer à travailler pour compenser des retraites, faibles ou jugées comme telles.
4) Une parole collective, en priorité de l'État, extrêmement faible, voire inexistante, sur la place des seniors dans la Société.

Et pourtant, le bénévolat des seniors présente plusieurs finalités :

Un besoin d'utilité sociale

Dans toutes les enquêtes menées auprès de retraités, la grande majorité des interviewés exprime le besoin d'avoir des activités socialement reconnues, de « *servir à quelque chose* ».

C'est même souvent le choix et la mise en œuvre de ces nouvelles activités, au sein d'un nouvel équilibre de vie, qui marquent la fin du « deuil social » du travail rémunéré.

L'implication des retraités dans des activités socialement utiles a donc un double effet positif :

- pour eux, par le maintien ou le retissage de liens sociaux ; cela contribue à développer ce que les institutions de retraite appellent désormais « la prévention sociale globale » ;
- pour la collectivité, par les effets de la solidarité, et tout particulièrement de la solidarité intergénérationnelle, au travers du bénévolat associatif.

Le bénévolat, un moyen pour « bien vieillir », donc un enjeu économique pour limiter le coût de la protection sociale

Si le bénévolat est une activité utile à la Société, l'expérience de France Bénévolat montre qu'il l'est aussi pour le bénévole lui-même. Faire du bénévolat permet à un retraité de se sentir utile, mais aussi de sortir de chez lui, de rencontrer de nouvelles personnes, de s'épanouir dans de nouveaux projets... et plus globalement de rester en bonne santé.

Mais, paradoxalement, les discours des institutions de retraite et des mutuelles sur « la prévention sociale globale » restent à dominante médicale et les actions proposées vont dans le même sens, pour des raisons de coûts directs du grand âge :

- l'aménagement du logement, pour éviter les accidents domestiques et le maintien à domicile le plus longtemps possible ;
- des ateliers nutrition ou hygiène de vie, pour éviter les maladies cardiovasculaires ;
- du sport adapté ;
- des « ateliers mémoire » ;
- …

Un catalyseur de la consolidation de la démocratie et du lien social

Rappelons que le bénévolat n'est pas que la ressource principale des associations (85% de leurs ressources globales). C'est aussi, et encore plus, le facteur essentiel de l'Éducation, au sens de l'Éducation populaire, et le facteur essentiel de l'inclusion sociale.

En ces temps où l'on s'interroge sur l'efficacité de la démocratie, il faut rappeler que le monde associatif constitue la plus large part de la démocratie contributive (celle qui s'efforce de rendre des services de bien commun) et que le bénévolat constitue son essentiel carburant.

Pour parler clair, globalement, dans les représentations dominantes des Pouvoirs publics et des systèmes de Protection sociale, « les vieux sont des coûts à éviter », pas des acteurs dont la société a besoin !

À tendance structurelle, il faut donc des politiques structurelles dans la durée, à moyen et long terme, qui impliquent tous les acteurs, au travers de :

La nécessité d'une parole publique forte pour que les seniors soient considérés comme des acteurs sociaux à part entière dont la Société a absolument besoin.

Une parole relayée par les collectivités territoriales, parce qu'elles ont besoin de citoyens engagés.

La nécessaire implication des entreprises pour qu'elles accompagnent leurs futurs retraités pour leur nouveau Projet de Vie. Elles prouveront ainsi qu'elles s'intéressent vraiment à leurs salariés, pas seulement à leurs résultats et à leur cours de bourse.

Pour les bénévoles potentiels qui ont envie de passer à l'acte, la nécessité de renforcer des dispositifs éprouvés de France Bénévolat, mais en changeant de braquet.

Pour prendre une expression familière, il faut que « *tout le monde s'y colle* » dans une politique volontariste, cohérente et concertée : État, collectivités territoriales, entreprises, caisses de retraite et monde associatif.

Passer du « pour au par » les seniors dans des projets intergénérationnels de terrain

Nous avons toujours eu du mal à nous faire comprendre quand nous parlons de solidarité intergénérationnelle, même si au fil du temps nous progressons.

Quelques anecdotes... significatives des représentations dominantes

Vers 2010-2011 plusieurs colloques sont lancés, tous sur le même schéma : un démographe qui explique qu'il y aura « de plus en plus de vieux et des vieux de plus en plus vieux », un économiste qui explique que tout cela coûtera de plus en plus cher et « le sociologue de service » (moi !), sans cahier des charges, ni consigne particulière... La troisième fois pour ce même scénario, devant une absence de problématique et des introductions mortifères, j'ai dit par provocation *« une seule solution, l'euthanasie généralisée ! »*...

L'Union Européenne décide que 2012 sera « l'année européenne de la solidarité intergénérationnelle » ; nous nous en réjouissons fortement. En France, 2012 c'est l'année des élections présidentielles… cela ne facilite pas un volontarisme collectif de s'emparer du sujet. France Bénévolat est très sollicitée ; nous en sommes fiers. Dans le colloque officiel de lancement, trois secrétaires d'État (pas de ministres !) font à peu près le même discours et présentent « la réformette des retraites ». Elles indiquent que cette réforme a dès à présent permis d'augmenter le taux d'activité des seniors, ce qui est statistiquement exact, mais profondément malhonnête, puisqu'en France les demandeurs d'emploi sont des « actifs »... Avec la réforme, les dispensés de recherche d'emploi deviennent des chômeurs, donc « des actifs » !

L'après-midi, en charge de l'introduction, volontairement, je ne parle que des jeunes. À la fin, on vient me féliciter : « *C'est vrai que dans l'intergénérationnel, il y a aussi les jeunes !* »

Quand on a su que France Bénévolat commençait à s'intéresser à cette question de l'intergénérationnel, on me félicite sur un ton compassionnel : « *C'est bien que vous vous intéressiez aux seniors* » (sous-entendu aux vieux !). À aucun moment, on ne pense que les seniors pourraient être davantage solidaires entre eux et s'occuper des autres, en particulier des jeunes.

Très vite, nous nous sommes rendu compte qu'en amont de toute démarche opérationnelle, il y avait un gigantesque problème de représentations. C'est la raison pour laquelle en 2012, nous avons produit avec l'Association « Moderniser Sans Exclure » et l'appui de la Fondation SNCF un film de témoignages « *On est tous le vieux de quelqu'un...* ». Depuis sa sortie, ce film a été utilisé des centaines de fois pour des débats (forums, colloques...), afin de contribuer à faire évoluer ces représentations.

Notre définition des projets de solidarité intergénérationnelle, portés prioritairement par les associations

Cette définition générique a été stabilisée au cours d'échanges que nous avons eus avec la Fondation SNCF en 2012-2013. Elle ne nous paraît pas avoir vieilli ; du moins, elle contient nos convictions :

Ce sont des projets portés par des associations qui vont :

- *associer conjointement plusieurs générations (sur des activités concrètes ou des lieux de vie)*

- *permettre de créer ou de recréer des liens sociaux intergénérationnels*
- *entraîner une attention réciproque*
- *avoir un impact de :*
  - *développement personnel (éducation et/ou compétences), en priorité pour les jeunes*
  - *construction ou reconstruction identitaire (reconnaissance et identité) pour tous.*

De cette définition, nous avons tiré un slogan : « *La solidarité intergénérationnelle, c'est de permettre aux jeunes de grandir mieux et aux seniors de vieillir moins vite !* »

Nous insistons évidemment sur la réciprocité (le don et le contre-don de Marcel Mauss, tel que défini dès 1925), mais nous allons plus loin en introduisant le concept d'altérité, qui se situe sur le registre « *j'ai besoin de toi pour exister et me développer* ». Réciprocité et altérité sont tout à fait différentes de la compassion que je trouve personnellement souvent insupportable, quand elle est prononcée avec condescendance[3] !

Les facteurs de maintien en bonne santé

Sur ce registre, beaucoup de travaux de recherches convergent, y compris sur le « retardement » des maladies neurodégénératives, même si on ne sait pas « peser » le poids relatif des différents facteurs, puisque ces phénomènes de vieillissement retardé ou accéléré sont multifactoriels :

- les facteurs génétiques eux-mêmes, souvent sous forme de probabilités « *dans ma famille, on est prédisposés au diabète ou au cancer...* » ;

[3] J'ai entendu une fois : « La main de celui qui donne est toujours au-dessus de celle de celui qui reçoit ! » Quelle horreur !

- les conditions de travail passées, mais au moment de la retraite, on n'y peut plus rien ;
- l'hygiène de vie, les habitudes alimentaires et les addictions ;
- l'activité physique et le sport adapté ;
- la sociabilité : les relations sociales, les échanges qui, par nature, entraînent des activités intellectuelles, même quand on ne s'en rend pas complètement compte, donc le bénévolat.

Il semblerait que ce soit ce dernier facteur, la sociabilité, qui soit le plus important, mais sans preuve scientifique absolue

C'est la découverte de ces différents facteurs qui a entraîné le concept de « prévention sociale globale », qui reste, de notre point de vue, sur des registres trop médicaux (faire du sport, bien manger, ne plus fumer, éviter les accidents domestiques...) et pas assez sociaux (faire du lien par des activités communes et, plus particulièrement, par des projets intergénérationnels).

Aller plus loin, par de la co-construction d'écosystèmes locaux de solidarité intergénérationnels, interactifs et durables

De 2011 à 2019, nous avons porté, accompagné, suscité environ 700 à 1 000 projets intergénérationnels de terrain (voir www.solidages21.org).

Un exemple parmi d'autres

« ***Au fil des saisons au jardin solidaire Hérold*** »

Pendant l'année scolaire 2018-2019, les enfants de l'école maternelle de la rue de Romainville (Paris XIXe)

ont suivi des ateliers de jardinage écologique. L'année s'est conclue par une sortie organisée par France Bénévolat au Jardin du Piqueur, ferme pédagogique située dans le Domaine national de Saint-Cloud.

Le jardin Hérold est un square public un peu secret du XIXe arrondissement de Paris. Il occupe sur 2 800 m^{2} une partie du site de l'ancien hôpital Hérold.

Entouré d'un lycée, d'un EHPAD, d'une crèche et d'immeubles, c'est un jardin solidaire et partagé où l'on trouve des jeux pour enfants, des bacs à compost et un hôtel à insectes.

Aujourd'hui, par une belle matinée de juin 2019, il est bien fleuri et accueille une classe de l'école maternelle de la rue de Romainville (59 bis rue de R, Paris XIXe). Conduite par son enseignante, accompagnée de parents et de bénévoles de France Bénévolat, la classe est chaleureusement accueillie par trois salariés de l'association Espaces (voir encadré) : Florelle, la responsable du jardin, et deux éco-jardiniers qui proposent plusieurs ateliers.

Semer, arroser, croquer

Un éco-animateur montre aux enfants, très attentifs, une pelle et une bêche et on leur explique leur utilité. Florelle leur montre comment fonctionne un outil plus mystérieux : le bras à compost. À tour de rôle, ils se mettent à deux pour l'enfoncer et le faire tourner dans le bac. Les enfants qui sont déjà venus une fois au cours de l'année se souviennent bien qu'ils ont semé des radis. Aujourd'hui, ils vont pouvoir les cueillir, les laver et les croquer. Ils adorent et scandent : *« On a trouvé des radis ! »* Ils goûtent de la coriandre et des framboises, observent dans une pépinière des bébés courges et des bébés poireaux. Ensuite, ils sèment et arrosent des radis. Enfin, ils se serrent autour de Monique Belamich, responsable de l'antenne de France Bénévolat du XIXe arrondissement de Paris. Elle leur lit une histoire, une histoire de fruits, bien sûr. Ils font ensuite des jeux de mémorisation. Après une petite collation et un tour à l'aire de jeux, la petite troupe regagne l'école.

Un projet intergénérationnel

Ces ateliers jardinage ont eu lieu au cours de l'année scolaire 2018-2019 et seront reconduits. Ils ont été imaginés par Monique Belamich qui avait rencontré l'association Espaces lors d'un colloque organisé par France Bénévolat. Espaces avait alors présenté les ateliers organisés au jardin Hérold pour sensibiliser les enfants citadins de REP (Réseau d'éducation prioritaire) à l'environnement.

Monique qui intervenait depuis plusieurs années dans l'école maternelle de la rue de Romainville pour lire des histoires aux enfants (dans le cadre de l'association Lire et faire lire) a proposé un projet intergénérationnel sur trois ans à la directrice, Sandrine Teboul qui a tout de suite été partante. Le projet a ensuite été adopté par le conseil d'école. Il est soutenu par Nature et Découvertes.

Par ailleurs, en particulier sous l'impulsion d'Éliane Goudet, également bénévole à France Bénévolat, un accord-cadre a été signé entre Espaces et France Bénévolat. Une dizaine de projets communs sont à l'œuvre dans le cadre du programme « Planète, mon amie ! » ®, consacré à l'Éducation à l'Environnement et au Développement Durable et à la transition écologique

Travailler sur le langage sous toutes ses formes

Pour la directrice, ces ateliers s'intègrent bien dans le Projet de l'école qui est de sensibiliser les enfants au développement durable, d'ouvrir l'école aux parents et aux partenaires extérieurs, de développer l'intergénérationnel et de travailler sur le langage.

« Le bilan est très positif. Les parents ont accompagné les classes, ce qui leur a donné l'occasion de découvrir ce jardin un peu caché et de participer pleinement aux activités. Les enfants ont noué des liens forts avec les membres du jardin et les bénévoles. Ils ont appris de nouveaux mots, de nouvelles notions qui ont ensuite été reprises en classe et dans l'école puisqu'ils sont amenés à jardiner régulièrement. L'école dispose d'ailleurs d'un composteur, et les parents y apportent des épluchures. Les séances de jardinage ont été autant de situations de langage qui ont amené les élèves à échanger entre pairs et avec les adultes. »

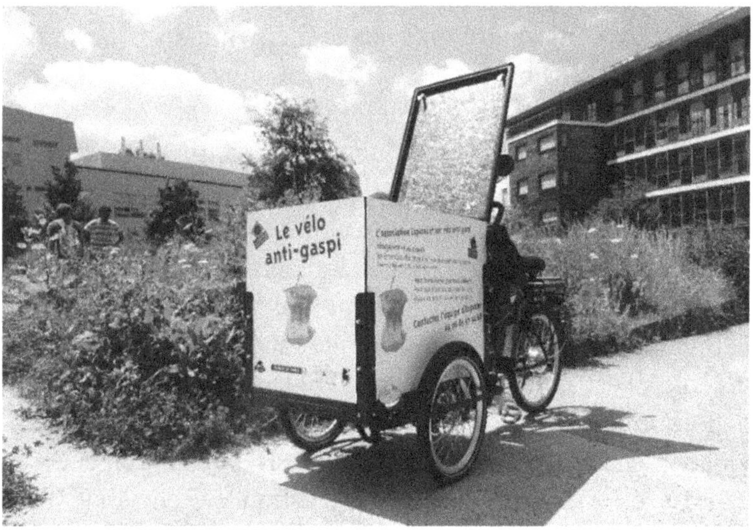

Caresser des animaux

L'année s'est terminée en beauté par une grande excursion organisée par France Bénévolat. Les six classes de l'école, toute l'équipe enseignante, de nombreux parents et des bénévoles se sont rendus en car au Jardin du Piqueur, vaste ferme pédagogique située dans le Domaine national de Saint-Cloud (Hauts-de-Seine). Ils ont été accueillis par Tristana, la directrice du Jardin du Piqueur, qui gère ce magnifique site. Après un pique-nique à l'ombre de grands arbres, les enfants ont suivi plusieurs ateliers. Ils ont cueilli des fleurs et des feuilles pour réaliser des empreintes dans de l'argile. Ils ont goûté des plantes aromatiques comme la menthe douce et la menthe poivrée.

Ils ont observé des canards et des oies avant de pénétrer dans des enclos où ils ont pu caresser des chèvres, des poules et des lapins.

> *« Cette très belle journée au grand air a enchanté les enfants qui ont pu sortir de l'Est parisien pour découvrir un domaine magnifique,* conclut Sandrine Teboul, la directrice. *Cette sortie a parachevé le travail que nous avions mené tout au long de l'année autour de la sensibilisation au développement durable et au développement d'une conscience citoyenne et écologique. Elle a constitué le point d'orgue du projet mené toute l'année avec France Bénévolat. »*

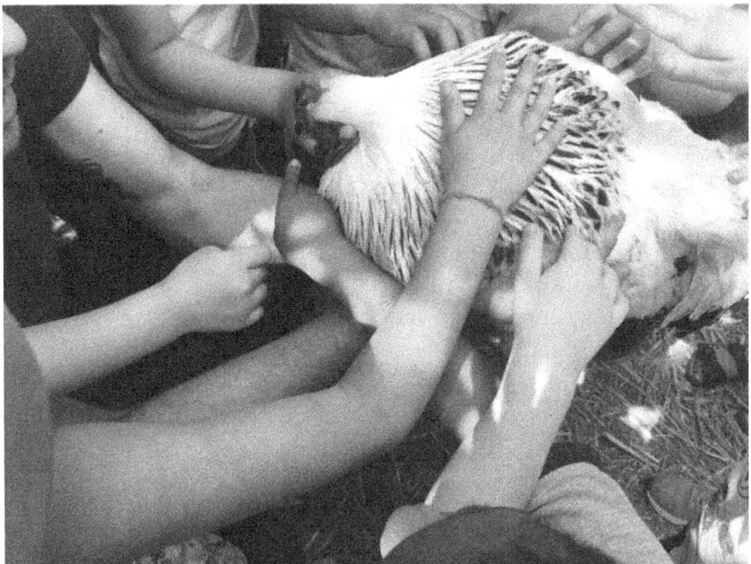

Aller plus loin

Mais, en prenant un peu de recul, nous nous sommes rendu compte que la somme de projets sur le même territoire, même de qualité, même innovants, ne faisait pas « système ».

Cette nécessité de co-construire des « écosystèmes locaux de solidarité intergénérationnelle » nous est apparue progressivement[4].

Nous avons évidemment répondu à cette nécessité au travers d'une recherche-action empirique sur 2016 et 2017. Progressivement, nous avons abouti à un programme intitulé ELSI® (*Écosystèmes Locaux de Solidarité Intergénérationnelle)*.

En 2018, ce programme a pris corps avec l'appui, outre celui du CGET (Commissariat Général à l'Égalité des Territoires), maintenant l'ANCT (Agence Nationale de la Cohésion des Territoires), ceux de la CNSA (Caisse Nationale de Solidarité pour l'Autonomie) et de la MSA (Mutualité Sociale Agricole).

Il est actuellement expérimenté ou en démarrage sur 6 territoires :

– Montreuil (Seine-Saint-Denis)
– La Place des Fêtes (Paris 20e)
– Le Quartier Plaisance (Paris 14e)
– Le Quartier de la Grange-aux-Belles (Paris 10e)
– Melun (Seine-et-Marne)

ELSI® Présentation

Origine et finalité du programme

Le programme ELSI est directement issu des programmes « Solidâges 21 ® (Solidarités entre les âges

[4] Le terme d'écosystème est emprunté à l'écologie. Il s'agit donc d'une métaphore. Fritjof Capra la définit comme « des réseaux de réseaux tissant la vie. Un écosystème n'est rien sans la connexion entre tous ses membres, afin que chacun puisse contribuer, selon le meilleur de ses capacités, au sein d'un champ d'action délimité… ».

pour le 21e siècle) », mais se veut plus ambitieux, dans du moyen-long terme.

Initié en 2017, grâce à une demande et un appui du CGET, sa mise en œuvre a été renforcée par des appuis de la Caisse Nationale pour la Solidarité et l'Autonomie et de la Mutualité Sociale Agricole. Une expérimentation nationale a été développée ou est en cours de démarrage dans 9 territoires volontairement très différents : Vallée de l'Andelle (Eure), Dieppe, Neufchâtel-en-Bray (76), Le Tréport (76) ; Rennes, Redon, Montreuil (93), Tourcoing, Paris 19e - Quartier de la Place des Fêtes.

Depuis 2020, il bénéficie de l'appui de Resolis (voir www.resolis.org), avec la création d'ADELIS (Alliance pour le Développement d'Écosystèmes Locaux Interactifs de Solidarité). Cette Alliance vise à la fois à renforcer la rigueur scientifique et à mobiliser auprès des acteurs de terrain des universités et des étudiants.

Il part des analyses et convictions suivantes :

- Le bouleversement démographique va tout impacter : les transports, l'urbanisme, les logements, les systèmes de soins…
- Il est indispensable, bien sûr, de maintenir les solidarités monétaires, même si un consensus national est difficile à obtenir.
- Mais ces solidarités monétaires seront insuffisantes ; il faut y associer une solidarité humaine, mobilisant si possible tous les citoyens.
- On ne peut pas mettre dans un ensemble commun et homogène des seniors qui se situent sur 40 ans d'âges. En particulier, il faut distinguer trois registres de solidarité et de bénévolat : le bénévolat par les seniors, le bénévolat avec les seniors et le bénévolat pour les seniors.
- Redon (Ille-et-Vilaine)

Une méthodologie de mise en place maintenant bien stabilisée en 6 étapes principales

- Rédaction d'une monographie de base, assez synthétique, sur le territoire d'action : données démographiques et économiques, histoire et culture, transports, établissements d'enseignement, établissements de santé et établissements spécialisés…
- Inventaire et analyse qualitative partagée des dispositifs et actions existants (grille typologique).
- Enquêtes auprès des habitants, en priorité les seniors, sur leurs besoins, leurs attentes et leurs rêves pour « bien vieillir dans leur territoire ».
- Identification d'actions prioritaires et démarches-projets (quelques-unes pour commencer, si possible lisibles et fédératives), (« *Les chantiers* »).
- Processus de pilotage et de mise en œuvre dans lesquels les seniors eux-mêmes sont impliqués *« Experts d'usage ».*
- Évaluation permanente permettant lisibilité, ajustements et nouvelles actions (Comité de Pilotage*)*, en distinguant si nécessaire le « *territoire de pilotage* », le « bassin de vie » et les « *territoires d'actions* » (un quartier, un ensemble d'immeubles…).

L'élaboration, et surtout la mise en œuvre, de systèmes d'actions-locaux, lisibles, transparents, cohérents et transversaux ne pourront se faire qu'au travers de la combinaison des quatre « démocraties » :

- démocratie représentative (État et collectivités territoriales), démocratie sociale (relations patronat-syndicats)
- démocratie participative (les habitants)
- démocratie contributive et inclusive (principalement les associations et les bénévoles).[5]

[5] Cf. THIERRY, Dominique (dir.), 2020, *Ces bénévoles, constructeurs de démocratie contributive*, Paris, L'Harmattan

Bibliographie synthétique de l'auteur

THIERRY, Dominique (dir.), *L'entrée en retraite : mort sociale ou nouveau départ ?*, éd. Liaisons Sociales, 2006.

THIERRY, Dominique – SÉRIEYX, Hervé, *Générations placard, Générations espoir ? - Jeunes, seniors, même combat*, Maxima, 2013.

THIERRY, Dominique, *Les jeunes, les mal-aimés de la République !*, L'Harmattan, 2019.

THIERRY, Dominique, *La solidarité intergénérationnelle sur le terrain. Pourquoi ? Avec qui ? Comment ?* L'Harmattan, 2019.

THIERRY, Dominique (dir.), *Ces bénévoles, 3onstructeurs de démocratie contributive !*, L'Harmattan, collection AURORA, 2020.

KARSENTY, Sylvie (dir. THIERRY, Dominique), Belles Histoires, *Éducation et solidarité dans des projets collectifs,* L'Harmattan, collection AURORA, 2021.

IDAR :
la solidarité des générations c'est la vie

Pierre Bertaut
Président de l'IDAR
pierrebertaut@gmail.com - http://idar.asso.fr/
22, rue de la Saïda 75015 PARIS

Association statutairement intergénérationnelle, l'IDAR[1] se préoccupe depuis son origine de la place et du rôle des retraités et personnes âgées dans notre démocratie.

Par des colloques, des publications[2], des propositions, elle s'attache à convaincre les responsables de mettre en œuvre une conception active de la solidarité des générations.

---

[1] Nous sommes en 1979, année où l'alternance politique s'annonce, avec l'appui proclamé des « forces vives » : les actifs. Faut-il en conclure que les retraités, les personnes âgées font partie des forces éteintes ? Un groupe de « quadras » décide de lever le doute. Ils sont engagés, connus, dans le secteur public, le social, la santé, la recherche, l'enseignement. Ils défendent l'idée d'une retraite active, citoyenne, engagée, en solidarité des générations. Ils créent l'IDAR : information, défense, action retraite, le 28 mars 1979 (JO).

[2] Publications : *Vieillir dans la dignité*, coordonnée par Nicole Henry-Crémon, préface de Claude Évin, Syros Alternatives, 1990. Les problèmes liés à la dépendance du grand âge et les solutions d'hébergement et d'aide à domicile ne répondent pas toujours à la demande des familles. L'IDAR présente dans cet ouvrage un état de la réflexion en même temps qu'une série d'informations pratiques *La solidarité des générations c'est l'avenir*, L'Harmattan, 2014 : propositions pour l'unification des retraites et des réformes de société *Des générations solidaires dans une démocratie responsable*, 2018.

1. Une autre idée de la retraite

La publication, en octobre 2014, du livre *La solidarité des générations c'est l'avenir* répond au désir de sortir du faux débat de l'âge de la retraite initié dès 1910, autour d'une problématique de fin de vie, toujours présente à l'état de traces, voire de revendications. Dès octobre 2015, les partenaires sociaux, responsables, ont répondu aux attentes des salariés du secteur privé, et de la société, en fusionnant le régime complémentaire des salariés : l'ARRCO, et le régime complémentaire, distinct, des cadres : l'AGIRC. Cette démarche de solidarité des générations révélait aux yeux de tous, la nécessité et la volonté de fusionner l'ensemble des régimes de retraite des salariés du secteur privé. C'est inscrit, sera-ce la réalité dans les années proches ? Ce processus administratif manifeste l'évidence de notre époque : la retraite est un nouvel âge de la vie. Pas seulement une longue période de pensions pour 20 ans et plus !

Il était déjà question d'intergénération dans la loi de 1971 sur l'éducation permanente à tous les âges. C'est aussi à tout âge que le salarié peut user d'un droit de retrait pour un congé sabbatique. Les jeunes, les enfants eux-mêmes, sont invités, dans le courant des études et des stages, à s'inscrire dans les trois temps de la vie : apprendre, produire, récolter.

2. Pour gérer les changements, un outil : la solidarité des générations

Les crises que nous connaissons sont la manifestation nécessaire et inévitable d'une société qui évolue. Elles sont multiples : mise en interrogation de l'autorité, de l'éducation, du sens de la vie, du savoir-vivre ensemble et bien d'autres questions. Tous les âges sont convoqués dans ce débat intérieur et collectif, tous les acteurs aussi : responsables politiques, professionnels, associatifs.

Aux extrémités de la chaîne des générations, les jeunes et les enfants font connaître leurs aspirations. Ils sont le dernier et le premier maillon de la chaîne, le principal objet de nos préoccupations. Dans une position symétrique, les anciens proposent de mobiliser leurs expériences et leurs ressources. C'est en ce sens que notre association formule quatre propositions que nous présenterons plus loin. Nous avons besoin préalablement de définir les règles principales de la méthodologie du changement dans l'esprit et la lettre de la solidarité des générations.

- **Première règle** : de la métropole au village, appliquer le principe « au plus proche de ceux qui sont concernés » dans le traitement des questions.
- **Deuxième règle** : associer toutes les générations à l'identification des problématiques qui les concernent, aux analyses, à l'élaboration des projets, à leur mise en œuvre et à leur gestion.
- **Troisième règle** : avoir une approche systémique qui prenne en compte à tous les niveaux tous les acteurs et responsables cités précédemment.
- **Quatrième règle** : on le devine, la classe politique est interpellée. Beaucoup mettent leurs espoirs dans une réforme profonde de la consultation des citoyens. Comment démultiplier le Conseil économique, social et environnemental, et les CESER régionaux, aller à la rencontre des habitants au plus près, en ville comme à la campagne ? Qu'ils puissent s'exprimer, au quotidien comme à l'occasion des élections, dans des Assises nationales, régionales, locales ? Regrouper les élections ? Sortir du bavardage des campagnes électorales ? Somme toute, une réforme en profondeur de la République !

Première proposition : ***un temps fort à seize ans pour l'éducation des jeunes citoyens***. *Que l'école, à cet âge,* *organise, pour tous, des séminaires d'une semaine, en inter-école, en petits groupes. Qu'à cette occasion, les jeunes échangent et réfléchissent au quartier, à la cité, au pays. Qu'ils se comparent, s'évaluent. Que l'armée, le septième jour, organise pour chacun de ces groupes la Journée Défense et Citoyenneté.*

La loi instituant le SNU, Service National Universel, et dans l'attente de sa mise en œuvre généralisée, a guidé notre réflexion. La formation à la citoyenneté, principal objet du SNU, est de la responsabilité première du système d'éducation : le collège. Instituer, à côté, dans le cadre de l'instruction civique, une pause de récollection citoyenne, à l'école, peut permettre aux jeunes de faire le point de leur parcours, de leurs orientations, de leur vie avec les autres, de se mesurer. La Journée Défense et Citoyenneté qui les ouvre, in fine, aux questions de sécurité nationale pourrait aussi leur permettre de se porter volontaires dans le cadre du SNU, augmentant son acceptabilité. Ils gagneraient ainsi la possibilité d'un parcours optionnel au niveau des chantiers du SNU, prévu pour une durée minimale de deux mois. Le démarrage très progressif de l'ensemble de ce dispositif, par zones géographiques prioritaires, permettrait sa montée en puissance et son contrôle.

Deuxième proposition : ***la multiplication des stages en entreprises, associations, collectivités, c'est la clé de l'insertion des jeunes dans la société****. Le stage d'une semaine en collectivités, associations ou entreprises, en classe de troisième, est une réussite. Pourquoi ne pas l'étendre progressivement à la classe de seconde ?*

Cette proposition fait le lien entre la première proposition et la troisième. Elle prend acte de la nécessité et de la réalité du développement de la formation en alternance dans le cadre de l'apprentissage. Elle serait un des leviers pour multiplier l'offre de stages et en accroître l'envie. Là aussi, une mise en œuvre ciblée permettrait d'amorcer le mouvement qu'un effort collectif national, régional et local devrait accompagner.

Troisième proposition : ***accueillir tous les jeunes : scolaires, en service civique, en SNU, implique que les partenaires sociaux, les entreprises, les associations, les collectivités se concertent pour s'ouvrir.*** *Qu'elles enrichissent leur image, leurs missions, leur gestion des personnes. Qu'elles s'engagent encore plus dans le développement durable, la qualité, la formation et l'information, la contribution au bien-être dans la cité, comme au civisme et à la tranquillité.*

La crise sanitaire oblige tous ces acteurs à repenser leurs finalités et leurs stratégies. Les individus eux-mêmes sont interpellés dans leurs objectifs, leurs choix, leurs comportements. On pourrait offrir un vaste champ d'action au futur Conseil économique, social et environnemental : la conception, la mise en œuvre et le pilotage de ce chantier et l'ouverture à la jeunesse.

Quatrième proposition : ***rajeunir les « vieux » pour mieux accompagner les jeunes.*** *La retraite ce n'est pas l'âge d'or, c'est une mine d'or, un trésor d'expériences et de compétences. C'est là qu'il faut puiser principalement pour trouver et former les volontaires, les opérateurs des programmes ci-dessus. Nous proposons à cet effet que le service civique soit étendu, avec tous ses avantages, à toutes les générations.*

Allouer une indemnité mensuelle de 540 € à un salarié ou à un retraité en service civique, c'est plus qu'une reconnaissance, qu'un statut, c'est un socle sur lequel les partenaires sociaux peuvent envisager, par exemple, des formes nouvelles de transition des salariés vers la retraite. C'est ouvrir des perspectives à nombre de retraités, quel que soit le montant de leur pension. C'est développer les services qu'ils peuvent rendre comme formateurs, accompagnateurs, tuteurs, conseillers... C'est créer une nouvelle entité collective : avec un budget, des recettes, des dépenses, une comptabilisation quasi publique, une possibilité de contrôle et de mesure et qui peut prendre sa place dans l'évaluation de la richesse de la Nation, de la Région.

Quelques idées de chantiers

Objectifs : offrir un stage formation/action de faible durée (6 mois maxi), diminuer le coût de services collectifs à haute valeur sociale et environnementale, normaliser des emplois souvent précaires et non déclarés.

1. **Contribution à l'isolation thermique des habitations**. Dans le cadre du contrat et de la charte évoqués dans la troisième proposition, un jeune pourra recevoir une formation et mettre en pratique les métiers correspondants dans une entreprise de bâtiment agréée pour ce dispositif.
2. **Faciliter les mobilités douces**. Contrat à mettre en œuvre dans le cadre des nombreuses initiatives existantes et à créer, y compris contribution au montage, à l'entretien et à la gestion de vélos.
3. **Contribuer au bien-vivre et à la sécurité dans la cité**, les quartiers, les zones rurales. Des petites équipes de volontaires, assistées par un senior compétent, rencontrent les habitants, apprennent à les écouter, à comprendre, à rapporter, à aider, à apaiser, à orienter, sur le terrain, régulièrement.

3. CAROLUS : un projet culturel, intergénérationnel et européen

C'est l'aboutissement d'Erasmus. La culture, dans toutes ses dimensions notamment historiques, est, depuis les origines les plus lointaines, le ciment des groupes humains, des nations, des relations entre nations, le moteur de leurs productions, comme de leurs échanges et de leurs alliances. C'est un projet aux dimensions de toute l'Europe : l'Union européenne et son Conseil, le Continent. Communiquer, partager, produire, construire, créer, vivre ensemble. Charlemagne eut cette idée qu'incarne une ville symbole : Aix-la-Chapelle. Victor Hugo en fut le chantre éminent. Passer à l'acte, c'est penser à la vie, à la cellule : créer l'enveloppe, la membrane qui contiendra le code génétique, le potentiel et la finalité de cette Europe.

4. Des générations solidaires quand viennent la dépendance et l'âge

Nous manquerions à notre devoir si nous ne pensions pas à nous !

Les problèmes de l'habitat, y compris d'urgence, de la résidence, sont cruciaux pour les personnes dépendantes et les seniors. Le maintien à domicile ou en proximité est une problématique lourde biaisée par une institutionnalisation hégémonique.

Nous souhaitons :

1. **Que les bailleurs sociaux prennent toutes leurs responsabilités** en augmentant, dans le logement d'urgence aussi, l'offre de chambres, studios et petits appartements, y compris meublés. En créant en outre dans les grands ensembles des espaces seniors et des services collectifs aux personnes handicapées et vieillissantes.

2. **Que la réglementation s'assouplisse grandement** et facilite la multiplication des initiatives locales d'hébergement, dans la commune, le quartier, au plus proche des bénéficiaires et des familles.
3. **Que se multiplient les établissements intergénérationnels pour des résidents dépendants physiquement,** mais porteurs de projets, en facilitant leur socialisation.

OLD'UP :
une autre forme de solidarité

Marie-Françoise Fuchs
Fondatrice de OLD'UP et Présidente d'honneur
contact@oldup.fr. - http://www.oldup.fr
MDA7, 4 rue Amélie 75007 PARIS

Résumons en préalable les concepts-clés de OLD'UP, réseau d'échanges, d'actions et de recherche, créé en février 2008. Son objectif est de travailler à faire reconnaître la notion de « *vieillissement créateur* », indispensable au « bien vieillir » des aînés et à la cohésion sociale entre générations « plus si jeunes mais pas si vieux », désireux de donner du sens, de l'utilité, du goût à vivre à l'allongement de la vie.

Derrière notre appellation qui amène souvent à sourire, OLD'UP qui regroupe des personnes âgées de 70 à plus de 95 ans a, dès son origine, placé l'intergénérationnel au cœur de ses préoccupations et actions.

La solidarité intergénérationnelle d'abord une affaire familiale

À nos âges, nous sommes pour la plupart grands-parents et arrière-grands-parents, et cette relation intra-familiale, ces liens vitaux couvrant trois générations, occupe dans nos groupes d'échanges et de paroles une place importante et suscite un très fort intérêt. Ce sont des heures d'échanges, d'exemples, de joies inattendues, parfois de regrets et questions qui surgissent et passionnent.

Les plus jeunes de nos petits-enfants occupent une grande part de notre temps (mercredis, petites maladies, vacances…) qui sont autant de moments heureux, de dialogue, de transmission. Être présent pour faciliter le quotidien de nos enfants et rendre agréables quelques moments pour les petits-enfants à la demande, sans attendre un quelconque retour que les petits-enfants offrent très généralement spontanément. Ces temps, si précieux pour eux et pour nous, constituent aussi en même temps une aide des plus utiles pour les parents. Les décisions récentes de fermeture des écoles en raison des risques sanitaires ont suscité un grand désarroi chez nombre de familles « télétravaillantes » et ont fait apparaître par là même au grand jour, la contribution essentielle des grands-parents à la solidarité intergénérationnelle.

Le drame, que nous connaissons bien à OLD'UP, vécu par des grands-parents privés de leurs petits-enfants en raison d'un conflit avec les parents, témoigne légalement de la force de solidarité, dès lors qu'elle ne peut plus être active. À l'inverse, les recompositions familiales élargissent les espaces et les réseaux de relations. Certains enfants pouvant bénéficier aujourd'hui de l'affection, attention et expérience de plus de quatre grands-parents quand ces derniers voient le cercle de leurs petits-enfants s'élargir avec de nouveaux arrivants.

Nos petits-enfants ne sont pas tous du jeune âge. Nous avons de plus en plus de membres pour qui la troisième génération est adulte.

La solidarité s'exprime alors de manière différente : l'hébergement dans les grandes villes pour suivre les études universitaires, la disponibilité et l'accueil pour un repas, la mise à disposition de la maison du bord de mer ou de campagne lors des vacances mais aussi, quand c'est possible, prêts d'argent et dons financiers, cadeaux divers contribuant à faciliter la vie de ces jeunes en formation, recherche ou difficultés d'emploi ou en cours d'emploi...

Nous sommes témoins à OLD'UP de l'importance de ces attaches qui circulent entre les deux ou trois générations qui nous suivent et nous portent au Grand Âge. Mais, nous ne sommes pas sans entendre l'attente de ces « allants-devenants » qui nous suivent et qui attendent notre présence, regard, expérience, bienveillance, goût de la rencontre avec eux, don de notre temps, écoute, attention et émotions à leur égard.

La solidarité extra-familiale

Les relations entre générations dépassent à OLD'UP l'intra-familial. Dans le champ des jeunes enfants, on peut citer l'exemple d'interventions scolaires sur la dernière guerre, à la demande d'un service rattaché à l'Éducation nationale. Les exposés ont été réalisés devant des enfants de 8 à 10 ans à partir d'expériences vécues : perte d'un père décédé en mai 40, résistance en Sologne, messages radio, parachutage, agent de liaison... La personne témoin, membre de OLD'UP a toujours terminé en insistant sur l'indispensable réconciliation et sur la nécessité de « redevenir amis entre bagarreurs de la veille ».

Les enfants attentifs et reconnaissants ont adressé des dessins de remerciements. Plus de 75 ans après le dernier conflit mondial, cet engagement de "vieux" en direction d'enfants nous semble illustrer nos objectifs intergénérationnels et être peut-être de nature à modifier les images âgistes si répandues.

Pour OLD'UP, la solidarité intergénérationnelle ne s'opère pas seulement de façon descendante. Elle s'oriente aussi vers les plus âgés. Diverses actions, là encore, témoignent de notre attachement à la solidarité envers les autres générations. On citera l'expérience de formation d'un public très âgé à l'usage des tablettes ou de familiarisation avec l'usage des portables, réalisée par des étudiants de l'Université. Unanimement enthousiastes de ces rencontres, de ce qu'eux-mêmes avaient appris de ces contacts avec des personnes du grand âge, ces jeunes étaient prêts à continuer, même bénévolement. Ces deux générations avaient appris par cette opération l'une de l'autre, la familiarité avait fait son œuvre et chacun avait développé une considération positive et avait saisi, dans une approche pleine de vie, le sens de ces rencontres.

À l'issue de ces formations, un guide pour le maniement des tablettes numériques a été élaboré et distribué dans des EHPAD, des CCAS, d'autres associations… La pandémie en a montré la pleine utilité, les relations, entre un certain nombre de personnes âgées privées de tout contact extérieur, et leurs descendants s'étant maintenues grâce à l'usage de Skype auquel il était nécessaire d'avoir été familiarisé auparavant.

C'est également au nom de la solidarité et de l'attention portée aux plus vieux, les plus vulnérables, qu'une équipe « oldupienne », soucieuse que les besoins et attentes des personnes dépendantes soient écoutés et entendus, a réalisé une opération d'immersion dans les EHPAD et à domicile. Elle a pu dénombrer ainsi les manques éventuels et surtout avancer une série de propositions pour que les conditions de vie des vieux en perte d'autonomie puissent être sensiblement améliorées. Une publication est en cours. Une expérience similaire avait précédemment été effectuée dans des établissements de soins de suite et réadaptations.

OLD'UP s'engage sans cesse dans des initiatives de terrain, des recherches, des actions qui requièrent des compétences alors que nous sommes vite débordés par le numérique. Veillant à la qualité des travaux et motivés par notre attachement à l'intergénérationnel, nous faisons régulièrement appel à des jeunes étudiants ou actifs de diverses spécialités (sociologues, rédacteurs, maquettistes, informaticiens, chargés de communication) que nous rémunérons et avec qui nous restons en lien en raison des relations qui se sont établies entre nous. C'est encore pour nous une façon de les aider en favorisant leur insertion sur le marché du travail ou en répondant à leur offre de travail.

Ces relations qui naissent dans le champ extra-familial sont différentes de celles vécues en famille, en raison vraisemblablement d'un manque de proximité, familiarité et connaissance.

Mais elles n'en font pas moins sens, car elles permettent de multiplier les temps de rencontre, d'interrogation commune sur le présent, le passé, sur ce qui a pu surgir dans l'émotion partagée sans négliger les apports matériels.

Le professeur Gutton, président de OLD'UP, a écrit : « OLD'UP souhaite réunir les aînés de plusieurs générations et de divers milieux sociaux, qui, refusant toute exclusion sociale, cherchent de nouvelles expériences en matière :

- de liens, d'apprentissage, de transmission, d'échanges de parole et d'actions ;
- de liens de groupes, de réseaux, d'expression et de débats ;
- de transformation des lieux de vie à domicile et en institution (représentation d'usagers…) ;
- d'interventions interactives, politiques sociale, nationale, européenne. »

Cette présentation définit pleinement les objectifs et pratiques de l'association qui estime que les vieux dans notre société sont des citoyens, qu'ils doivent être des acteurs reconnus comme tels et apportant leur contribution à la solidarité. Si nous rejetons toute forme d'infantilisation (et elles ont été bien présentes dans cette pandémie) et les discriminations qui nous affectent, nous ne revendiquons pas d'avantages particuliers et ne nous situons jamais en opposition aux autres groupes d'âges. La société n'est pas pour nous un gâteau dont les uns ou les autres doivent avoir la plus grande part.

Au contraire, refusant la perspective d'une possible guerre de générations, nous cherchons en permanence à consolider, renforcer et élargir ces liens dans le but de développer une plus grande solidarité.

Coopération intergénérationnelle dans les musiques traditionnelles du Burundi

Professeur Barbara Ndimurukundo-Kururu

Liminaire

La vie des Barundi est rythmée par des chansons et danses spécifiques et relatives aux activités ménagères et champêtres, aux événements joyeux ou tristes, rituels et cérémoniels et aux différents métiers. Le premier musicologue burundais, le père Jean-Baptiste Ntahokaja, compare le cœur du Murundi[1] à une corde tendue que le moindre souffle fait vibrer : « Comme l'oiseau le Murundi est fait pour chanter. S'il n'a pas reçu en partage une voix de rossignol, il n'en est pas moins musicien dans le cœur. Son âme est une corde tendue que le moindre souffle fait vibrer. Ainsi vibre-t-elle à l'unisson de tous les éléments extérieurs et intérieurs, joyeux ou tristes[2]. » Traditionnellement, le vécu des Barundi se traduit à travers les chansons.

Le présent article sur la coopération intergénérationnelle dans les musiques traditionnelles du Burundi comporte dix points, à savoir : une brève présentation du pays ; la situation culturelle du Burundi ; l'homogénéité culturelle et linguistique ; l'émergence des variantes culturelles

---

[1] Traditionnellement, on écrit Murundi au singulier, Barundi au pluriel. Les nouvelles générations parlent des Burundais.

[2] NTAHOKAJA, Jean-Baptiste, « La musique des Barundi », in *Revue des Grands Lacs*, n°s 4,5 et 6, 1948, p. 49.

régionales ; la transmission, l'apprentissage et la relation ; la communication intergénérationnelle et l'ethnomusicologie ; les exécutions et les échanges intergénérationnels ; l'alliance entre la tradition et la modernité ; l'altérité culturelle et les inconvénients à la coopération intergénérationnelle. La conclusion met en exergue la complexité de la coopération intergénérationnelle et la transmission dans une société en pleine mutation et fracturée. Une brève présentation de l'auteur est également mentionnée.

1. Brève présentation du pays

Le Burundi est un des anciens royaumes de l'Afrique interlacustre. Ce dernier est actuellement incorporé à la République Unie de Tanzanie. Le Burundi se trouve à cheval entre l'Afrique de l'Est et l'Afrique Centrale. Pays limitrophes: le Rwanda, la Tanzanie et la République Démocratique du Congo (RDC). Sa superficie est de 27 834 km^2. Il est situé entre 3°22'34'' de latitude Sud et 29°21'36'' de longitude Est. Sa densité est de 318 habitants/km^2. Le Burundi connaît un climat tropical avec quatre saisons, dont deux petites et deux grandes : une petite saison de pluies qui va d'octobre à décembre et une petite saison sèche qui va de janvier à février ; puis une grande saison des pluies qui va de mars à mai, et une grande saison sèche qui va de juin à septembre. Il bénéficie, à part quelques variations régionales, d'une homogénéité culturelle et linguistique, même si y habitent trois groupes de populations à savoir les Hutus, les Tutsis et les Twa. La langue maternelle de tous les Barundi, le *kirundi*, fait partie de la famille des langues bantoues dont la langue-mère est le *protobantu*. Le kirundi présente de grandes ressemblances avec les langues de deux autres anciens royaumes voisins : le *kinyarwanda*, langue du Rwanda, et le *giha*, langue du Buha.

Selon les résultats de la *Troisième enquête démographique et de santé de 2016-2017*[3], quel que soit le sexe, au niveau de la structure par âge, on constate que les proportions diminuent régulièrement avec l'augmentation en âge. Les résultats mettent en évidence la jeunesse de la population burundaise, le groupe d'âges de 15-24 ans représentant 41 % de femmes et 42 % d'hommes. Trois personnes sur cinq (59 % pour les femmes et 58 % pour les hommes) sont âgées de moins de 30 ans. En revanche, dans les groupes d'âges de 40-44 ans et 45-49 ans, les différentes proportions sont inférieures à 10 %. Aucune enquête démographique récente n'a été effectuée.

2. La situation culturelle du Burundi

La culture burundaise est riche d'expressions artistiques, d'un lyrisme oral et d'une panoplie de rythmes de danses que l'on peut apprécier, goûter et admirer sans connaissance préalable de la langue qui les véhicule, voire sans en saisir tous les aspects. De chaque chanson, il existe plusieurs variantes et la tradition orale elle-même en est la cause. Comme l'exécution exige un certain degré d'improvisation, nous constatons que la chanson change, chaque fois, d'expression et de contenu. L'existence des variantes implique aussi des rapports d'intertextualité, d'une part entre les variantes d'une même chanson, d'autre part avec d'autres chansons ou d'autres lyrismes. L'on distingue le chant choral à forme bipartite couplet-refrain (un ou une soliste entonne le couplet et le chœur exécute le refrain) et des déclamations individuelles (chansons relatives au métier exercé, berceuses, complaintes, chantefables, déclamations

[3] RÉPUBLIQUE DU BURUNDI, ISTEEBU, *Troisième enquête démographique et de santé au Burundi (EDSB), Indicateurs de résultats-clés, 2016-2017*, pp. 6-7.

lyriques et épiques, chansons épiques guerrières, éloges pastoraux, chansons de mariage, salutations modulées).

Les chansons traditionnelles et surtout le chant choral, comme tous les autres textes de style oral, sont des textes à structure mnémotechnique, dotés d'une forme de permanence qui suggère l'intemporalité grâce à la présence du ou de la soliste et d'un chœur, devant un public impliqué par le sujet. Le soliste représente donc une mémoire active, il opère en vue de perpétuer une tradition et un patrimoine ancestraux reconnus et acceptés par la société qu'il représente et à qui il s'adresse.

3. Homogénéité culturelle et linguistique

L'homogénéité linguistique du Burundi est ornée par une variation culturelle caractérisée par l'omniprésence de la tradition orale dans une société essentiellement agricole et pastorale. À travers tout le pays, des chansons et danses traditionnelles, assez semblables, célèbrent les grandes étapes de la vie[4] : la naissance, le mariage, l'investiture des notables et la mort. D'autres événements viennent corroborer ces étapes essentielles. C'est notamment la vie pastorale des éleveurs de vaches, le culte de *Kiranga* représentant *Imâna* (Dieu) sur terre et agent qui assure les équilibres vitaux dans la nature, chez les animaux, chez les hommes et les mânes des ancêtres.

Dans une telle société traditionnelle essentiellement rurale, la transmission des valeurs se déroule oralement, de bouche à oreille.

---

[4] NDIMURUKUNDO-KURURU, Barbara, *La célébration des étapes de la vie au Burundi*, Division, Promotion et Diffusion des Cultures, UNESCO, Paris, 1991, 24 pages.

4. Émergence des variantes culturelles régionales

Sur le plan culturel, il est généralement admis que les territoires formant le Burundi central, à savoir Gitega (*régions culturelles de Kirimiro et Buyogoma*), Muramvya (*régions culturelles de Kirimiro, Mugamba et Mumirwa*), Mwaro (*régions culturelles de Buyogoma et Kirimiro*) et Ngozi (*régions culturelles de Buyenzi, Kirimiro et Mugamba*), sont représentatifs de toute la culture burundaise[5].

L'on note qu'en réalité, même si sur la carte ci-dessous il est mentionné « régions naturelles », on les appelle des « régions culturelles». Celles-ci sont définies par rapport aux activités agro-pastorales, aux productions artistiques et aux événements qui s'y sont produits à un moment donné de l'histoire du Burundi, tandis que les régions naturelles sont, en réalité, relatives au relief. Nous avons ainsi, onze régions culturelles, à savoir *Bugesera, Buragane, Bututsi, Bweru, Buyenzi, Buyogoma, Imbo, Kirimiro, Moso, Mugamba* et *Mumirwa* ; et quatre régions naturelles, à savoir la plaine de l'*Imbo*, la crête Congo-Nil autrement appelée *Mumirwa*, le plateau central et les dépressions des régions de *Bugesera* et *Moso*.

Comme le nom individuel, le nom des régions culturelles est justifié et porte un message précis[6].

Ainsi, *Bugesera* serait le nom de malédiction ; *Buragane*, le nom du rendez-vous, de l'alliance ; *Bututsi*, pays d'élevage ; *Bweru*, pays de bénédiction ; *Buyenzi*, pays d'euphorbes (plantes) ; *Buyogoma*, pays agricole ; *Imbo*, pays bas ; *Kirimiro*, pays d'agriculture, *Kumoso*, pays de la gauche, *Mugamba*, pays de la crête, *Mumirwa*, pays des

[5] Voir carte des provinces et régions naturelles du Burundi ci-dessous.

[6] NTAHOMBAYE, Philippe, *Des noms et des hommes. Aspects psychologiques et sociologiques du nom individuel au Burundi*, Éditions Karthala, Paris, 1983.

pentes[7]. Ce constat a été également fait lors de la collecte des paroles traditionnelles que nous avons effectuée à travers tout le pays en 1977, 1978, 1979 et 1980[8]. L'on constate néanmoins d'importantes variations culturelles dans les contrées périphériques telles que la plaine de la Ruzizi (*région culturelle de l'Imbo*) en province Bujumbura ainsi que dans les *régions culturelles de Buragane* (provinces Bururi, Makamba et Rutana) et de *Moso* (provinces Cankuzo, Makamba, Rutana et Ruyigi).

Les variations culturelles existent également dans d'autres régions, mais elles s'avèrent moins importantes et elles sont notamment dues aux proportions de tel groupe ou de tel autre groupe de population plutôt qu'au mode de vie de chacun. Ces variations sont tributaires des activités agropastorales (agriculture, élevage) et des métiers pratiqués (apiculture, artisanat, chasse, forge, poterie, vannerie, etc.). Les chansons collectives (*imvyino*), accompagnées par la danse, peuvent être ainsi classées selon les circonstances et les lieux de leur exécution : naissance d'un enfant, rencontre entre jeunes filles, cortèges nuptiaux, culte de *Kiranga* ou culte de *kubandwa*, fête des semailles (*umuganuro*), chansons et danses de divertissement, chansons relatives aux métiers, chansons et danses guerrières. Elles ponctuent la vie et agrémentent les différentes activités tantôt individuellement, tantôt à l'unisson. Le Burundi jouit ainsi d'une grande variété et d'une précieuse richesse artistique, à la fois vocale et instrumentale.

---

[7] Communication personnelle donnée par Denis BUKURU, qui fait de la recherche sur les toponymes au Burundi, travail inédit, le samedi 5 avril 2014.

[8] NDIMURUKUNDO-KURURU, Barbara, *Forme, structure et sens dans les épithalames burundais*, Thèse de doctorat, Université de Franche-Comté, Besançon, 198, Tome I.

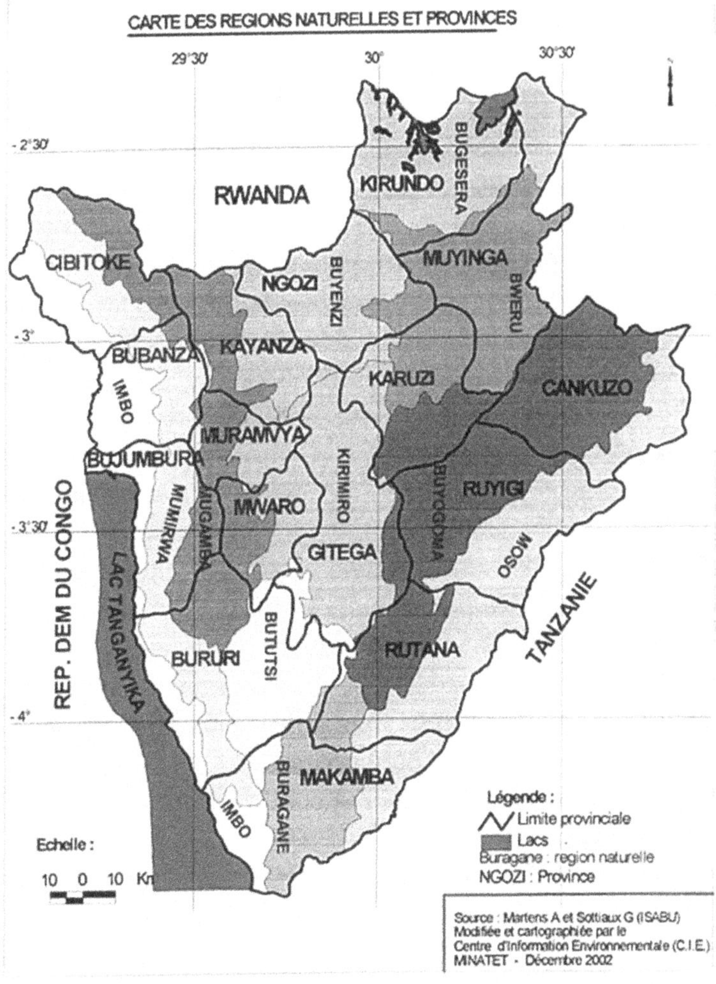

5. Transmission, apprentissage et relation

La culture burundaise traditionnelle est transmise de génération en génération et strictement dans la langue nationale. C'est la langue qui permet la compréhension plus profonde de cette culture. Même la fabrication des objets artistiques, résultat d'un travail long et patient, fait dans les milieux ruraux, avec une infinité de soins et nourri d'une longue tradition, est apprise par la pratique. Il s'agit notamment des travaux d'artisanat (vannerie, tressage, poterie) généralement accomplis par des femmes, et aussi, des métiers (forge, décoration des maisons, fabrication des instruments de musique) généralement accomplis par des hommes. Les objets artistiques et les instruments de musique font partie intégrante des traditions musicales et de cet art vivant. Le Burundais se représente, sans peine, l'image du vacher conduisant ses bêtes aux pâturages ou à l'abreuvoir, ou encore, revenant de la transhumance, quelque part sur une colline, exécutant un morceau de poésie pastorale ; ou un berger, entouré de ses chèvres et de ses moutons, jouant de sa flûte. Il est tout aussi agréable d'écouter les chants populaires que fredonne une femme ou une jeune fille en train de vaquer aux travaux ménagers.

Compte tenu des pratiques de la solidarité familiale et de l'impact des valeurs traditionnelles et religieuses de la société burundaise sur les individus, la transmission se fait par osmose et de façon spontanée, dans le déroulement ordinaire de la vie quotidienne. Le soliste se sert essentiellement de sa mémoire en l'absence de tout répertoire écrit.

C'est la même pratique pour les jeunes filles qui exécutent des danses, pour différentes circonstances, et selon les spécificités régionales du Burundi. Les plus âgées initient les plus jeunes aux danses et aux rythmes traditionnels.

Les apprentissages se font généralement en famille, entre pairs ou acolytes (jeunes gens ou jeunes filles), lors de diverses activités, entre des personnes de générations différentes (les parents disent des contes et les enfants écoutent). Ce faisant, tous les apprentissages stimulent la coopération intergénérationnelle et favorisent un élan vers l'avenir. Autant la musique est source de joie, autant elle est au cœur de la relation. La question de la communication intergénérationnelle se règle spontanément par osmose, parce que l'individu se trouve immergé dans une solidarité naturelle. C'est-à-dire que les tâches attribuées aux membres de la communauté sont assez similaires et sans une grande différenciation socioprofessionnelle. La cohésion sociale se fait au nom d'une divinité, *Imâna*, le Dieu de nos ancêtres, contrairement aux sociétés modernes et industrialisées qui fonctionnent par solidarité organique et spécialisation professionnelle.

6. Communication intergénérationnelle et ethnomusicologie

La notion d'ethnomusicologie, agrémentée par le recours à l'organologie ou étude des instruments de musique, est fondamentale dans la société burundaise. L'ethnomusicologie est une discipline qui étudie la musique des groupes et communautés culturels[9].

La définition donnée dans les dictionnaires encyclopédiques présente l'ethnomusicologie comme l'étude scientifique du comportement de l'homme dans toutes ses manifestations à travers le monde entier. L'ethnomusicologie s'intéresse aux événements musicaux traditionnels. Elle oscille entre l'analyse scientifique des systèmes musicaux et la description ethnographique des contextes socioculturels dans lesquels se situent ces musiques.

Non seulement l'ethnomusicologie est une branche de la musicologie, mais aussi de l'anthropologie ou de l'ethnologie. Par sa problématique, l'ethnomusicologie contribue à la construction progressive d'une musicologie

[9] Pour plus d'informations, voir NDIMURUKUNDO-KURURU, Barbara, *Cours d'Ethnomusicologie et d'organologie burundaises*, Université du Burundi, Année académique 2016-2017, Bujumbura, 42 pages.

générale, spécifique et contextualisée. Elle englobe la musique instrumentale et la danse, certes, mais aussi la musique vivante de la tradition orale non écrite.

Dans ce contexte, les échanges entre différentes générations développent d'authentiques contacts humains et une grande diversité d'expériences. La musique et la danse créent, en effet, une réelle plongée relationnelle : les jeunes organisent des spectacles et ils invitent les aînés à les accompagner au cours des préparatifs de fêtes ou de festivals, et à assister aux présentations avec un regard à la fois encourageant et critique pour les activités à venir. Les chansons et les danses se trouvent ainsi au cœur de la relation jeunes-adultes.

7. Exécutions et échanges intergénérationnels

Lors des différentes exécutions festives, les jeunes déploient leurs talents en interprétant des chansons et danses traditionnelles, accompagnées généralement par un mixage d'instruments modernes et traditionnels. À leur tour, les aînés donnent leurs témoignages émouvants sur les thèmes abordés.

Ils prennent place sur la scène pour s'exhiber en se trémoussant afin de rappeler leurs talents d'antan. Des applaudissements nourris stimulent les jeunes artistes et les échanges deviennent de plus en plus chaleureux. Jeunes et moins jeunes ont du mal à quitter les lieux, tellement les échanges s'intensifient et s'enrichissent, dans une ambiance euphorique qui concrétise d'heureuses retrouvailles intergénérationnelles. C'est notamment le cas des célèbres tambourinaires de *Gishora*, en commune *Giheta*, province *Gitega*, avec en tête de file le pionnier Antime Baranshamaje comme nous le découvrons dans les images ci-dessous.

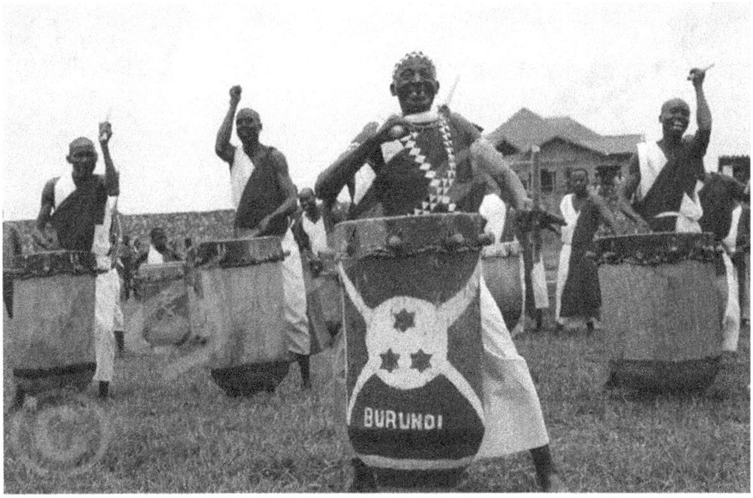

Antime Baranshamaje en train de jouer du tambour.

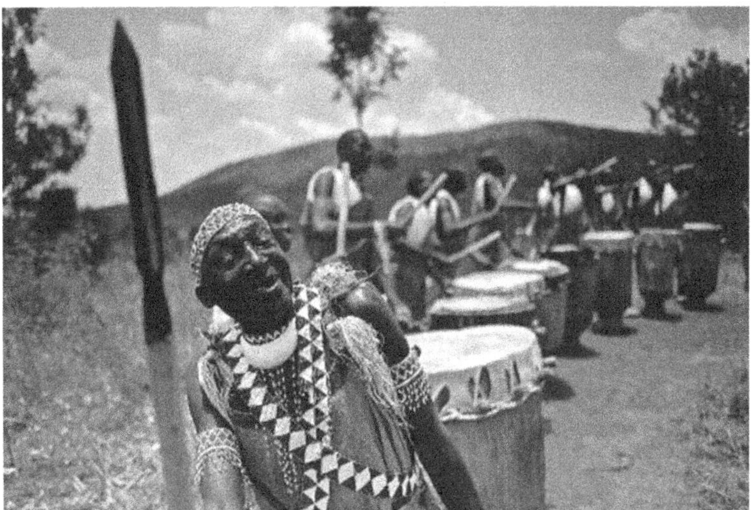

Antime Baranshamaje, le plus célèbre des tambourinaires burundais.

Sur l'image suivante, de jeunes adultes et enfants tambourinaires frappent frénétiquement sur quinze tambours et dansent à leur rythme endiablé sous la direction d'Antime Baranshamaje, ancien tambourinaire du roi Mwambutsa IV Bangiricenge.

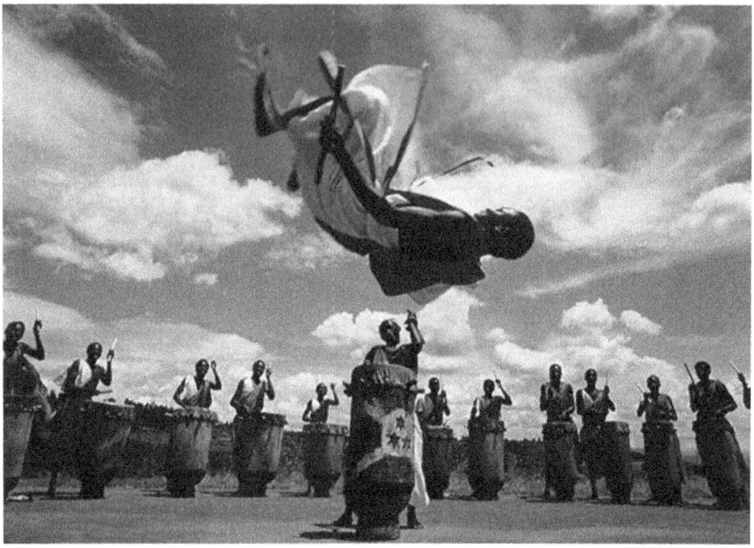

Antime Baranshamaje dirige l'équipe des tambourinaires bon pied bon œil.

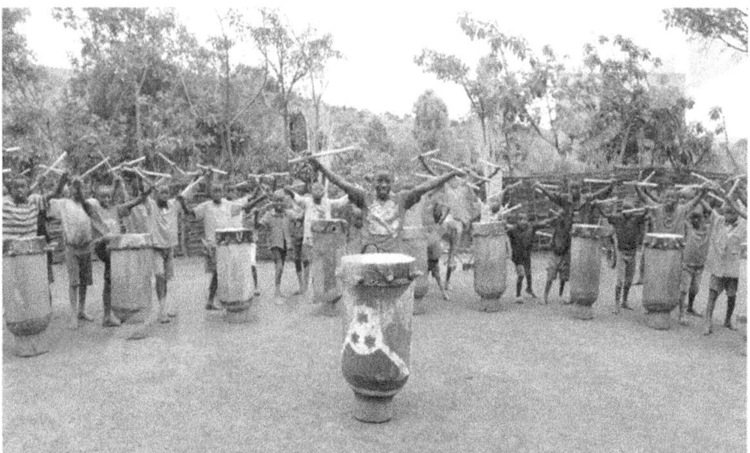

Sur l'image ci-dessus, l'on voit des enfants de moins de quinze ans qui sont déjà initiés au séculaire art du tambour, communément appelé *la danse rituelle au tambour royal*, et prêts à perpétuer la tradition héritée de leurs ancêtres.

Ils sont au sanctuaire des tambours sacrés, dans une localité où le tambour est roi. Munis de baguettes, ces héritiers d'Antime Baranshamaje – icône du tambour burundais – apprennent l'art légué par leur « grand-père », décédé le dimanche 9 avril 2017, à l'âge de 80 ans. Ces jeunes artistes veulent suivre ses pas et s'adonner au jeu du tambour selon la complexité du rythme esquissé par les pas du tambourinaire soliste central. Toujours disposés en demi-cercle comme les grands maîtres gardiens de la tradition sacrée, ces jeunes tambourinaires en herbe, appelés *Batimbo*, se relaient au tambour disposé au milieu. Ainsi se perpétue la chaîne de l'héritage ancestral : la relève intergénérationnelle est assurée. Et comme l'a dit la rédaction du Journal *IWACU*[10] du 10 avril 2017, « le célèbre tambourinaire Antime peut reposer en paix ».

8. Alliance entre la tradition et la modernité

Parler de l'articulation entre la communication intergénérationnelle et l'ethnomusicologie revient à réfléchir sur les traditions culturelles en vigueur au Burundi postcolonial et analyser comment se fait la transmission des valeurs positives intrinsèques à l'âme du Murundi. Ces valeurs ont longtemps cimenté la cohésion sociale, près de 60 ans après l'indépendance du Burundi.

À travers les vidéos des différentes associations, des clubs de chansons et de danses traditionnelles, l'on constate que les jeunes générations allient tradition et modernité. Dans les clubs de danses, majoritairement féminins, cela se voit par l'habileté et la maîtrise des danseuses, qui sont de très jeunes filles autour de la puberté. Les séances de répétition sont dirigées par des adultes qui les initient.

Si le travail initiatique des plus âgées aux plus jeunes reste invisible, le résultat, dans les médias sociaux et les sites internet, notamment le You Tube, donne une visibilité

[10] Le terme *IWACU* se traduit par l'expression « chez nous » en français.

sémiologique des productions burundaises sur la toile mondiale. L'on y découvre l'exubérance, l'élégance, et les trémoussements de tambourinaires, ainsi que des femmes et jeunes filles burundaises. L'entrée du jeu du tambour en est une parfaite illustration. Au son du tambour et d'une parole ou formule traditionnelle musicale lancée par un chef d'équipe plus âgé et mieux expérimenté, tous les tambourinaires tournent en formant une vaste ronde, les uns derrière les autres, avec une extrême lenteur et un trémoussement rythmique de tout le corps.

9. Intergénérationnel, modernité et pérennité de la culture

Nous avons dit plus haut que dans le contexte traditionnel, l'individu se trouve immergé dans une solidarité naturelle, que la transmission des valeurs se déroule oralement et la question de la communication intergénérationnelle se règle spontanément par osmose. En revanche, les sociétés modernes et industrialisées fonctionnent par solidarité organique. De plus, l'industrialisation est de plus en plus sophistiquée, entraînant de facto une différenciation socioprofessionnelle poussée et une grande compétition pour trouver l'emploi. Dans un tel environnement, la cohésion sociale se fait au nom de la justice distributive que l'État doit promouvoir[11]. Émile Durkheim est considéré comme le père fondateur de la sociologie française.

Et son ouvrage demeure encore aujourd'hui une référence dans le champ de la sociologie. Il stipule que la division du travail est en réalité source de solidarité et de cohésion sociales. En même temps qu'elle différencie les

[11] Cette distinction peut être approfondie en consultant l'ouvrage du sociologue français Émile DURKHEIM : *De la division du travail social*, écrit en 1893. Voir notamment l'édition de 2007.

individus, la répartition des tâches les rend complémentaires et les contraint à vivre ensemble, en harmonie. La question qui se pose est de savoir comment, en intégrant les apports de la modernité et en les ajoutant aux traditions ancestrales africaines en général, et burundaises en particulier, la transformation du lien social et la solidarité sociale peuvent être mises en cohérence avec l'accroissement de la division du travail ?

Émile Durkheim postule qu'avec la division du travail social, on passe d'une société traditionnelle à une société moderne où les individus ne sont plus liés entre eux du fait de leurs similitudes (solidarité mécanique), mais rendus interdépendants du fait de leur différenciation accrue : en les spécialisant, la division du travail les rend de fait, interdépendants, à l'image des différentes fonctions du corps humain. La fonction première de la division du travail n'est donc pas tant économique que sociale. Son rôle est bien plus moral et social qu'économique. Néanmoins, la limite de la théorie de Durkheim résulte du fait de l'affaiblissement de la solidarité dans une société en recherche d'une efficience économique.

L'organisation actuelle des clubs culturels burundais de chansons et danses traditionnelles s'inspire de plus en plus, sans même y avoir spécifiquement pensé, à cette division du travail prônée par Durkheim. Ce nouvel aspect, qui met en avant, sur la scène publique et mondiale, les initiatives des jeunes générations imprégnées par les apports de la modernité et des technologies croissantes, agit en substance sur les contenus culturels ancestraux et modifie les formes de la coopération entre les différentes générations.

Les jeunes générations, majoritairement scolarisées, sont accoutumées à l'art musical burundais et à la danse traditionnelle. Leur transmission et les apprentissages se faisaient traditionnellement et gracieusement, dans le but de célébrer la vie. Actuellement, la culture est productive de revenus et les représentations folkloriques s'érigent de plus en plus en métiers artistiques rémunérateurs. Le sentiment de solidarité demeure ancré, et défie les frontières physiques et l'éloignement dans l'espace et le temps, grâce aux technologies de l'information et de la communication, mais les productions culturelles sont de plus en plus onéreuses. Et lors même que les échanges culturels et la coopération intergénérationnelle subsistent, le mimétisme s'accroît tandis que s'amenuise la créativité originelle.

10. Altérité culturelle et inconvénients à la coopération intergénérationnelle

L'accroissement d'un répertoire écrit des paroles traditionnelles proférées par les anciens, recueillies et conservées par la transcription écrite faite par les jeunes générations, est le moyen le plus efficace de sauvegarder et diffuser les éléments fondamentaux de la culture traditionnelle burundaise. Néanmoins, ce travail altère le sens originel des paroles traditionnelles ainsi privées des traits suprasegmentaux (intonations) et des concomitants non verbaux (langage du corps). Tel est le premier inconvénient à une coopération intergénérationnelle efficace. Le second inconvénient est que le poids des valeurs et normes traditionnelles n'est pas le même dans les villes et les campagnes.

Il en est de même du degré de pénétration effectif de l'urbanisation et de la modernisation dans les différentes strates de la société burundaise, du fait que certains Barundi vivent, partagés entre l'Occident et l'Afrique de façon idiosyncrasique. Autrement dit, comment une grand-mère chanteuse traditionnelle, initiée aux traditions de la musique burundaise et ayant fait sa thèse sur les épithalames, peut-elle transmettre ses connaissances à ses petits-enfants ?

Pourra-t-elle faire l'économie de l'écriture pour ces derniers nés et éduqués en Occident ?

Le troisième inconvénient à une coopération intergénérationnelle effective vient du fait que la majorité de la population burundaise ne s'intéresse plus beaucoup aux traditions musicales et danses traditionnelles du Burundi. Et pour cause, la croissance démographique[12] et l'urbanisation changent progressivement les modes de vie et le relationnel, particulièrement entre les différentes générations. Le Murundi de demain va être un urbain alors que jadis il était un rural. En conséquence, la majeure crainte est que les traditions ancestrales ne pourront pas résister longtemps face aux assauts de nouvelles technologies de l'information et de la communication et aux multiples possibilités de diffusion des idées, des images et des idéologies entre les Barundi des diasporas et ceux du pays. Actuellement, la solidarité et la cohésion des familles de nos enfants ne sont plus les mêmes que celles qui existaient durant notre jeunesse et nos premières années de parents fonctionnaires ou professeurs des universités ayant été formés en Occident.

Un quatrième inconvénient découle du fait que les multiples crises et guerres politiques ayant caractérisé la période postcoloniale ont profondément affecté la cohésion socioculturelle et occasionné l'effondrement des valeurs positives intrinsèques à l'âme et l'identité des Barundi. Peut-être une étude sémiologique, structuraliste et anthropologique des vidéos des clubs culturels qui archivent et diffusent les chansons et danses de la culture burundaise dans la toile mondiale serait-elle un leitmotiv pour déceler les éléments d'une réhabilitation progressive de ces valeurs.

---

[12] Le Burundi des années 1970, dix ans après l'indépendance, comptait à peu près 5 millions d'habitants. En 2020, la population burundaise a presque doublé et oscille entre 10 et 11 millions d'habitants, malgré les crises qui se sont succédé et ont emporté beaucoup de vies humaines.

Conclusion

Une transmission orale et pratique de la culture qui se fait dans la solidarité mécanique entre les générations dans les osmoses et les interactions de la vie quotidienne existe bel et bien au Burundi. Mais cette transmission orale et dansante disparaît ou est en train de disparaître avec la mort des anciennes générations dont l'espérance de vie est relativement réduite au Burundi et ailleurs en Afrique. Un projet en cours d'élaboration devrait déboucher sur la fixation des anthologies des chansons et autres traditions culturelles qui constituent l'âme du Murundi. La réussite d'un tel projet est tributaire de la mobilisation des institutions étatiques et universitaires dans ce travail d'une grande importance pour l'avenir et la perpétuation de la culture burundaise. Il n'y a pas *d'épistémè* (science) humaine sans archivage par écrit, à cause justement de la mortalité. L'éternité des mortels, c'est l'écriture. En Afrique, lorsqu'un vieillard meurt sans avoir laissé de traces écrites, c'est toute une bibliothèque qui disparaît.

Même si la conservation des traditions orales par des mises par écrit rime souvent avec l'altérité culturelle, c'est le moyen le plus efficace de sauvegarder et diffuser ces traditions. La perte des éléments spécifiques à l'oralité peut par ailleurs être partiellement résolue par le recours à des enregistrements audiovisuels.

NOTE DE LECTURE

ZHENG, Lihua, YANG, Xiaomin, *La vie des retraités chinois*, Paris : L'Harmattan, 2021

Li Zheng
Département des études francophones
Université des études internationales de Shanghai
Correspondant du CIS.H pour la Chine

Le vieillissement de la population se révèle un problème mondialisé auquel la Chine n'échappera pas. Ses conséquences, qui pèseraient sur un individu aussi bien que sur une société, commencent déjà à se faire ressentir dans le pays le plus peuplé du monde, accompagnées par l'évolution démographique, l'urbanisation accélérée, le ralentissement de la croissance économique et plus récemment, la crise sanitaire. On ne s'étonne donc pas d'un intérêt toujours croissant à ce problème en Chine et on s'attend toujours à une meilleure connaissance non seulement de ce qu'on appelle « le troisième âge » et des « seniors », mais aussi de la société où se passe le vieillissement.

C'est au moins ce que tend à faire le présent ouvrage que les deux auteurs ont consacré aux retraités chinois. Au lieu de donner un point de vue théorique ou de se pencher sur les politiques de la retraite, cet ouvrage se veut une étude sur « la manière dont les personnes âgées chinoises vivent leur retraite dans la vie de tous les jours » (p. 12), cherchant dans les phénomènes repérés la « significativité sociale » plutôt que la « représentativité statistique » (p. 13). Ainsi, les auteurs justifient-ils leur méthode « descriptive » et « inductive » basée sur des enquêtes et des entretiens.

Le choix de cette méthode « qualitative » n'est pas un hasard, en partie parce que l'objet d'étude de cet ouvrage, c'est-à-dire les retraités chinois, a une telle variété et une telle complexité qu'une perspective « quantitative » semble moins applicable. Cela explique également pourquoi les auteurs ont donné au terme *retraité* une définition assez large qui « fait référence davantage au retrait (des personnes âgées) de la vie sociale active, qu'à la pension de retraite comme telle » (p. 13). En renonçant à nombre de différences générationnelles, régionales et socioculturelles, cette définition tend en effet à unifier sous le nom de *retraités* tous ceux qui ont vécu la Chine de la deuxième moitié du 20e siècle, et dont le parcours a été marqué par une succession d'événements historiques tels que le Grand bond en avant, l'enfant unique, les réformes et l'ouverture.

Selon les auteurs, ce sont ces expériences vécues qui ont forgé toute une génération et ont prédéterminé le mode de vie de leurs enquêtés, qu'il s'agisse des ouvriers, des ménagères ou des fonctionnaires. Mais on remarquera vite – et les auteurs eux-mêmes ne le dénient pas – que l'attention des auteurs est surtout prêtée à la classe moyenne ou « aisée » (p. 119), « issue d'un passage d'une société paysanne à celle industrialisée et urbanisée » (p. 9), qui reste encore moins connue au lectorat francophone.

Cette attention particulière se traduit encore par les sujets abordés dans les enquêtes puis regroupés en catégories conformément à la conception du « quotidien » des auteurs : l'emploi du temps, l'arrangement d'habitation, les relations familiales et sociales, diverses pratiques de loisir, etc. Les propos recueillis et les explications données ont laissé, nous semble-t-il, une impression « aisée », « insouciante » (au moins financièrement) et même « idyllique » de la vie des retraités chinois, comme si après une longue et souvent dure période de vie active, ils n'avaient qu'à profiter paisiblement de leur retraite pour se distraire, se soigner, ou s'occuper de leurs petits-enfants.

Pourtant, cette image générale de la vie est composée de touches nuancées. Les auteurs ont traité les différents aspects de la vie des retraités chinois dans dix chapitres. Après quelques portraits globaux de retraités, les chapitres II à V cherchent à restituer le « monde » où vivent les personnes âgées à trois dimensions, soit la dimension temporelle, la dimension spatiale et la dimension relationnelle. Les chapitres VI à X sont ensuite consacrés aux pratiques et aux idées des retraités où se manifestent leurs savoir-faire et savoir-vivre. Ici, les auteurs se sont concentrés sur les pratiques de soin de la santé, de loisirs et de voyages, non seulement parce qu'ils s'intéressent avant tout à une classe aisée, mais encore parce que ces trois pratiques s'exposent le plus souvent au public et contribuent largement à l'image qu'on a des retraités chinois. La danse collective sur la place publique ou les poses extravagantes pour prendre des photos au cours du voyage, tout cela a suscité de vives réactions ces derniers temps sur Internet ou dans les médias.

Cependant, ces pratiques sont elles-mêmes à l'origine de certains problèmes sociaux qui échappent souvent à l'attention du présent ouvrage. Par exemple, en investissant aveuglément sur des produits de soins de santé ou des projets de maisons de retraite, beaucoup de retraités se sont fait abuser pour leur souci excessif du bien-être. Faute de soutien et de compagnie de leur enfant (unique ou lointain), ces retraités sont devenus victimes de leur crédulité et de la malveillance des escrocs,_témoignant de façon tragique des changements considérables de la structure démographique, familiale et sociale.

Tout au long de leur travail qui se veut « descriptif » plutôt que « théorique », les auteurs ont quand même essayé de mettre en lumière ce qu'ils ont observé et de tirer des conclusions significatives de leur description. Mais c'est un chemin épineux. S'il arrive aux enquêtés de recourir à des « idées reçues » pour rendre compte de leur vécu, les enquêteurs doivent au contraire y prendre garde en examinant d'abord la pertinence d'une opinion, quelque répandue qu'elle soit. Dans leur ouvrage, les auteurs ont évoqué la relation entre la belle-fille et la belle-mère qui est « considérée comme la plus complexe, la plus délicate et la plus difficile des relations familiales chinoises » (p. 60). Pourtant, cette tension fait curieusement défaut à leur enquête, ce qui, selon les auteurs, peut s'expliquer « par l'abstention de [leurs] enquêtés à ce sujet » pour « laver son linge sale en famille » (p. 60). Or, ne faudrait-il pas d'abord remettre en cause l'existence de ce problème relationnel avant de justifier son absence dans leur enquête ?

En outre, on est souvent tenté de donner une explication toute prête qui nous empêcherait d'aller au fond d'un phénomène.

Sur ce plan, on remarque très vite la tendance « globalisatrice » des auteurs à relier les modes de vie des retraités avec la culture traditionnelle. Par conséquent, les responsabilités envers la famille, la prise de soin de la santé et bien des autres pratiques pourraient toutes être attribuées au fameux « éthos collectif » qui « régit les attitudes et les comportements sociétaux des Chinois » et qui remonterait jusqu'à la notion confucianiste de « cinq rapports humains qu'un homme engage dans la société » (p. 169). Mais si tout s'expliquait par le même « éthos collectif », qu'est-ce qui permettrait encore de distinguer les retraités du reste de la communauté ? D'ailleurs, les auteurs ont souligné que le système socialiste chinois, au lieu de créer cet « éthos collectif », est lui-même « une continuation sous une nouvelle forme (de celui-ci), ciment fondamental de la société chinoise depuis des milliers d'années » (p. 168). Ce genre de synthèse risque évidemment de couper les faits sur les personnes âgées de la réalité sociale qui est complètement inscrite et même dissolue dans la soi-disant « tradition ».

Cela dit, cet ouvrage a confirmé de sa propre manière quelques caractères que le sociologue chinois Yang Shanhua a destinés à la vie des retraités chinois, telles que la place centrale de la famille et l'éthique de la responsabilité (terme emprunté par Yang à Max Weber), et a montré l'intérêt du récit biographique (*biographic narrative*) et de l'entretien approfondi. Reste à trouver un équilibre entre observation et interprétation, une conjonction heureuse de l'argument et du récit.

Bibliographie

ATTIAS-DONFUT, Claudine, "Les liens intergénérationnels", dans *Vie sociale*, 2016/3 (n° 15), pp. 45 à 60.

ATTIAS-DONFUT, Claudine, SEGALEN, Martine, 2020, *Avoir 20 ans en 2020. Le nouveau fossé des générations*, Paris : Odile Jacob.

BERTAUT, Pierre, COTTO, Michel (dir.), 2015, *La solidarité des générations, c'est l'avenir !*, Paris : L'Harmattan.

BREILLAT, Sophie, Mémoire 2013, *Solidâges21®, un programme pour "La Solidarité entre les âges au 21ème siècle"*, Paris : Mines ParisTech.

CASTARÈDE, Marie-France, DOCK, Samuel, 2015, *Le nouveau choc des générations*, Paris : Plon.

CHAUVEL, Louis, 1998, *Le Destin des générations. Structure sociale et cohortes en France au XXe siècle,* Paris : PUF.

COLLETTE, Sandrine, BATAL, Christian, CARRÉ, Philippe, CHARBONNIER, Olivier, 2009, *L'Atout senior. Relations intergénérationnelles, performance, formation,* Paris : Dunod.

HENRY-CRÉMON, Nicole, (coord.), 1990, *Vieillir dans la dignité,* Syros Alternatives.

DESCHAVANNE Éric, TAVOILLOT Pierre-Henri, 2008, *Philosophie des âges de la vie - Pourquoi grandir ? Pourquoi vieillir ?* Pluriel, Paris : Hachette.

EL KAROUI, Hakim, 2016, *La lutte des âges, comment les retraités ont pris le pouvoir*, Paris : Flammarion, Champs, 176 p. [Redonnons le pouvoir et l'espoir à la jeunesse].

GUÉRIN, Serge, 2015, *Silver génération. 10 idées reçues à combattre à propos des seniors*, Paris: Éditions Michalon.

GUÉRIN, Serge, TAVOILLOT, Pierre-Henri, 2017, *La guerre des générations aura-t-elle lieu ?*, Paris: Calmann Lévy.

GUILLEMARD, Anne-Marie, MASCOVA, Elena (dir.), 2017, *Allongement de la vie quels défis ? Quelles politiques ?*, Paris : La Découverte, 414 p.

GUILLEMARD, Anne-Marie, "Sécurité sociale et transformation des rapports entre générations" *Informations sociales*. N°189, mai-juin 2015, pp 116-124.

GUILLEMARD, Anne-Marie, 2010, *Les Défis du vieillissement. Age, Emploi, Retraite, Perspectives internationales*, Paris : Armand Colin.

MEAD, Margaret, 1979, *Le fossé des générations*, Paris : Denoël-Gonthier.

MONNEUSE, Denis, 2012, *Les jeunes expliqués aux vieux*, Paris : L'Harmattan.

PAUGAM Serge (dir.), 2007, *Repenser la solidarité. L'apport des sciences sociales*, Paris : PUF.

PELLISSIER, Jérôme, 2007, *La guerre des âges*, Paris : Armand Colin.

QUÉNIART, Anne, HURTUBISE, Roch (dir.), 2009, *L'intergénérationnel, regards pluridisciplinaires,* Paris : Presses de l'EHESP.

THIERRY, Dominique, SÉRIEYX, Hervé, *Générations placard, Générations espoir ? - Jeunes, seniors, même combat*, Maxima, 2013.

THIERRY, Dominique, 2019, *La solidarité intergénérationnelle sur le terrain, Pourquoi ? Avec qui ? Comment ?* Paris : L'Harmattan.

Références extraites du site cis-h.org, section "adhérents", rubrique Ressources/Ouvrages de référence/Livres (248 entrées).

CHAMPS LIBRES

Le livre et l'édition, la collection. Regards historiques

Claude Rougeron
médecin, professeur de médecine et d'éthique

De l'idée de collection à la collection littéraire

Le terme « collection » renvoie à plusieurs catégories : philosophie, théologie, littérature, médecine, économie, arts, objets divers... Terme du langage populaire, il évoque également des domaines savants.

Il est emprunté au latin classique *collection* qui signifie « action de recueillir, de rassembler » et « ce qui est recueilli ensemble », « réunir ».

Un clin d'œil encyclopédique à l'histoire du mot « collection » renvoie vers quatre définitions thématisées.

La première concerne la médecine pour laquelle la collection est un amas de pus, qu'il s'agisse d'un organe creux infecté ou d'une masse tissulaire envahie par un agglomérat de sécrétion purulente. *« Et pour ce qu'on ne peut bien mondifier telles playes (plaies aujourd'hui NDLR), se fait collection de matière dont en fin la mort s'ensuit »,* énonce Ambroise Paré.

C'est également un terme de pharmacie qui signifie un approvisionnement de drogues, une collection de drogues.

La seconde définition désigne une action de cueillir les fruits. Elle évoque la notion de collecte, de *collecta, colligere* dont le sens est « *réunir* ».

Par exemple, lors des vendanges, la cueillette réunit les raisons selon le terroir et l'appellation en rapport. C'est plus le tri des raisins selon leurs caractéristiques que le fait de les cueillir qui est décrit par cette collecte.

La levée de dons ou autres offrandes en faveur d'une cause humanitaire, comme la collecte nationale de la distribution alimentaire, chaque année le dernier week-end de novembre, ou encore les différentes collectes organisées lors des derniers conflits mondiaux en faveur des soldats au front constituent également des cueillettes à thème, des collections peut-on dire.

La troisième définition intéresse la perception des impôts, évoquant également la notion de collecte. Le terme « levée » est encore utilisé.

La quatrième, enfin, décrit la réunion d'objets d'art ou de science. Une collection d'insectes, de médailles, d'armes de prix, de timbres... collection de tableaux. Par extension, le terme « collection » est utilisé pour désigner des personnes ou toutes sortes d'objets dans le langage familier : une collection de beaux esprits, d'originaux, etc., précisant une collection faite d'un grand nombre, d'une grande variété de spécimens.

En littérature, il s'agit d'un recueil de plusieurs ouvrages ou de divers numéros d'une publication ou de divers pièces ou morceaux, une grande variété.

L'organisation du catalogue des éditeurs répond à cette acception du terme « collection ». Vitrine de la maison d'édition, ce catalogue exprime le choix éditorial et, à travers celui-ci, sa philosophie, ses valeurs. Selon les collections proposées, le lecteur s'orientera vers tel ou tel éditeur pour satisfaire ses besoins ou incrémenter ses critiques.

Comme nous le verrons plus loin, de nombreux éditeurs sont présents dans le monde francophone. Le groupe L'Harmattan, créé en 1975, en est l'un des acteurs majeurs en France et propose plusieurs centaines de collections. Qu'elles soient plus ou moins pourvues d'ouvrages, elles expriment des spécificités thématiques ou de styles littéraires qui permettent d'accueillir des écrits qui justifient d'être rassemblés, réunis.

Le Collège international des seniors sous l'égide de L'Harmattan (CIS-H) a le projet de créer une revue périodique centrée sur des écrits d'auteurs traitant de la dimension intergénérationnelle de divers thèmes.

Le dictionnaire Littré précise aussi que « collection » est un terme de scolastique, réunissant les parties, c'est-à-dire la philosophie antique (particulièrement celle enseignée par Aristote et son école) et la théologie chrétienne héritée des Pères de l'église et d'Anselme. Cette dimension sémantique est actuellement peu utilisée dans le langage courant et savant en dehors des sciences humaines telles la philosophie et la théologie.

Les divers dictionnaires des synonymes offrent une profusion de termes plus ou moins proches de l'acception moderne du mot « collection » comme un brouillard d'électrons autour d'un atome : amas, arsenal, attirail, anthologie, tas, monceau, amoncellement, pile, ramassis, agrégat, accumulation, masse, agglomérat, recueil, assortiment, rassemblement, assemblage, ensemble, réunion, foule, groupement, compilation, prélèvement, levée, panoplie, galerie, album, sélection, choix, élection, nomenclature, discothèque, pinacothèque...

Pour le terme « collecte » le brouillard de synonymes est moins épais : cotisation, quête, cueillette, récolte, levée, ramassage, oraison, perception.

Histoire des maisons d'édition – le livre

Jusqu'aux années 1830, la fonction éditoriale a été assurée, soit par des imprimeurs, soit par des libraires. Ce n'est qu'au 19e siècle, le " grand siècle de l'édition ", qu'apparaît réellement une fonction éditoriale distincte. Les raisons sont multiples. L'imprimerie est devenue un métier industriel qui cible des marchés centrés sur les périodiques et la publicité. Le livre représente une petite part du marché de l'imprimerie de nos jours. Le livre électronique accentue ce constat.

Par ailleurs, l'édition doit assumer une augmentation régulière des lecteurs, notamment du fait de la scolarisation des enfants jusqu'à 16 ans et de l'allongement des études post-baccalauréat.

Dans les mêmes temps, le nombre d'auteurs et de livres publiés ne cessent de croître avec l'apparition de la diversification, de la spécialisation des documents. La librairie devient un métier à part entière centré sur la sélection, le renseignement et l'aide aux lecteurs.

Cependant, plusieurs libraires sont devenus des maisons d'édition depuis le XIXe siècle. Ainsi Hachette, libraire depuis 1826, édite des manuels et dictionnaires nécessaires au développement de l'enseignement primaire et secondaire. L'Harmattan cumule également ces deux activités.

Certaines imprimeries conservent un département d'édition. L'éditeur Berger-Levrault est un éditeur de logiciels après avoir été un éditeur-imprimeur de livres depuis le début du XVIIIe siècle.

L'imprimerie nationale est un autre exemple de cette double fonction devenue cependant rare.

Rares sont les auteurs-éditeurs : Pierre Larousse, enseignant, auteur du Grand Dictionnaire universel du XIXe siècle est à l'origine d'une importante maison d'édition. Nous pouvons également citer Hubert Nyssen, directeur de Actes Sud et Paul Robert, éditeur du Dictionnaire alphabétique et analogique de la langue française.

Par contre, les auteurs qui pratiquent l'auto-édition et assument seuls la diffusion et la promotion de leur(s) ouvrage(s) ne sont pas rares. Il s'agit d'auteurs peu ou non connus qui diffusent peu d'exemplaires de leur ouvrage au sein de leur cercle de connaissances. L'équilibre budgétaire est risqué.

Mentionnons Gallimard, maison d'édition renommée, née de l'édition d'une revue, la Nouvelle revue française créée en 1911 par Gide, Schlumberger et des amis. La revue a constitué une sorte de laboratoire d'essai et a regroupé un vivier d'auteurs aux valeurs communes ou proches.

N'oublions pas l'édition de presse et ses grandes entreprises, orientées vers l'information au quotidien. Ouest-France, premier quotidien français éditant plus de 600 000 journaux chaque jour (646 853 en 2019), fondé le 7 août 1944 à la suite de L'Ouest-Éclair, a créé en 1982 une filiale destinée à l'édition de livres. Le Monde, en 1990, s'est associé aux éditions La Découverte, et Bayard-Presse dont la notoriété repose sur la presse enfantine est devenu une maison d'édition de livres.

Ainsi se profile aujourd'hui une scène de l'édition en deux tableaux. Les grands groupes d'édition adossés ou intégrés à des grands groupes financiers constituent le premier tableau en termes de puissance commerciale et éditoriale.

Le second tableau est composé d'une constellation d'éditeurs indépendants parfois spécialisés, à l'existence précaire. Ils éditent à compte d'éditeur ou à compte d'auteur ; là réside un conflit plus ou moins larvé relayé par certains libraires. Les premiers accusent les seconds de faire des profits sur le dos des auteurs, les seconds incriminent les premiers de ne pas s'ouvrir aux nouvelles plumes et de laisser dans l'ombre des auteurs de qualité, voire d'authentiques écrivains.

L'Harmattan, composé de plusieurs sociétés, exerce le métier d'éditeur à compte d'auteur, de diffuseur pour d'autres maisons d'édition ainsi que le métier de libraire.

Cette maison a plusieurs autres particularités dont les deux principales : son rayonnement international, notamment en Afrique et sa position de leader en termes de nombre de livres édités.

Une discipline universitaire

L'histoire de l'édition et du livre constitue une discipline universitaire en pleine effervescence. Cette histoire de l'édition française a animé les historiens à partir de 1984. C'est en 1987 que l'Université de Nanterre demande à Jean-Yves Mollier[1] de créer le premier enseignement spécifique d'histoire du livre et de l'édition. Cette histoire dans l'espace français touche à de multiples domaines :

1. L'économie et les techniques de production

À la fin du XIXe siècle et au début du XXe, des contrefaçons massives des publications (prix bas et format réduit), notamment depuis la Belgique, conduisent les maisons d'édition françaises à baisser leurs prix : Louis Hachette crée le Livre de Poche (1938) et des kiosques de gare (1953), devenus les Relais H aujourd'hui, dans le but de faire lire le maximum de personnes et d'offrir le maximum d'ouvrages.

Après deux siècles d'histoire, seules quelques entreprises survécurent, celles attentives à la dimension économique, matérielle de l'édition, au capital de la maison d'édition. On observe le passage d'une économie de la demande à une économie de l'offre où l'éditeur lance des projets, invente lui-même un marché et génère un lectorat pour ses publications. Cette histoire croise naturellement celle du papier qui a connu une évolution importante des techniques

---

[1] Professeur d'histoire contemporaine à l'université de Versailles Saint-Quentin-en-Yvelines, spécialiste du monde du livre.

de fabrication à partir de l'Assemblée constituante en 1791. Le prix du papier pondère directement celui du livre.

2. Les stratégies éditoriales influent directement sur l'économie du livre

C'est la création des prix littéraires qui ont récemment intégré les stratégies des éditeurs, promoteurs de ces cérémonies dont le but est de faire vendre des livres.

3. Le cadre juridique, la police de la librairie, la propriété littéraire et la censure

La censure est exercée par l'Église à partir du XVIe siècle, en plus de celle pratiquée par le pouvoir royal tout au long de l'Ancien Régime. Ainsi, l'édition est alors une profession essentiellement parisienne.

Annie Prassoloff, spécialiste de littérature française du XIXe siècle, a soutenu sa thèse en 1989 sur le thème de la propriété littéraire, *La propriété littéraire en France sous la monarchie de Juillet.*

L'histoire du contrat d'édition remonte au XVe siècle : elle est liée à l'invention de l'imprimerie qui pose déjà les problèmes de la protection des droits d'auteur. Au XVIIIe siècle, les pouvoirs publics et religieux accordent des privilèges, qui profitent surtout aux imprimeurs-éditeurs. Lorsqu'un auteur remet un manuscrit à un éditeur, on considère qu'il se dessaisit de son œuvre au bénéfice de l'éditeur.

Il faut attendre la loi de 1793 qui reconnaît à l'auteur un régime juridique protégeant ses œuvres et lui permettant d'en vivre.

Les avis divergent quant à la date et à la paternité du droit d'auteur. On l'attribue à Louis XIV ou à Beaumarchais, ou encore, à l'Assemblée nationale (1791-1793). Il est certain, en revanche, que c'est le décret des 13-

19 janvier 1791, dit loi Le Chapelier, qui a défini les limites du droit de représentation. Le décret du 19 juillet 1793, dit loi Lakanal, accorde le droit de reproduction à l'auteur. Le 9 septembre 1886, la France signe la Convention de Berne pour la protection des œuvres littéraires et artistiques. Les œuvres sont protégées dans leur pays d'origine mais aussi à l'étranger.

4. La grande entreprise éditoriale

Le monde de la librairie parisienne – Michel et Calmann Lévy, Flammarion, Larousse, les frères Garnier, Charpentier père et fils, Fasquelle, Dentu, Lacroix, Baillière, Dalloz, Masson et Ollendorff – a mis en scène des personnalités, des familles, des entreprises formant de véritables écuries d'auteurs. Ainsi, la maison d'édition évolua vers la grande entreprise éditoriale. Actuellement, les regroupements, associations, absorptions constituent de véritables empires de l'édition se partageant plus ou moins certaines spécialités éditoriales :

L'édition populaire repose sur le roman-feuilleton, les romans à quatre sous et les journaux-romans sous le Second Empire.

L'édition scolaire bouleverse l'industrie du livre après les lois de Jules Ferry. L'alphabétisation, la diffusion de la connaissance et l'équipement des écoles poussent les maisons d'édition à se spécialiser. Louis Hachette, à partir des années 1830, obtient des commandes du ministère de l'Instruction publique, en publiant notamment le Dictionnaire de la langue française d'Émile Littré.

Puis apparaissent Pierre Larousse, Armand Colin (1870), Vuibert (1876), Hatier et Nathan (1881).

L'édition scientifique avec le développement des professions médicales et juridiques qui ont permis l'émergence des maisons d'édition spécialisées : Dalloz, LGDJ, Dunod, Masson...

L'édition jeunesse : certains éditeurs ont engagé la grande transformation du livre pour la jeunesse dans les années 1860, provoquant l'extraordinaire essor d'une littérature spécifique. Parmi eux, se détache la grande figure de Pierre-Jules Hetzel, passé à la postérité surtout parce qu'il fut l'éditeur de Jules Verne, mais aussi pour la qualité et la variété de ses cartonnages qui font aujourd'hui les délices des collectionneurs. Louis Hachette fut aussi un des premiers à avoir lancé des collections réservées aux plus petits et à avoir fait écrire des auteurs spécifiquement pour les jeunes.

On peut citer également, sans être exhaustif, l'édition théâtrale et musicale, l'édition religieuse. Cette dernière doit s'adapter à un regain d'intérêt du grand public pour les questions religieuses, théologiques et les spiritualités. En 2019, le groupe des éditeurs de religion du Syndicat national de l'édition (SNE) publie un catalogue de 600 titres sur les religions et non sur des ouvrages religieux.

Les maisons d'édition ont émergé d'une évolution complexe de l'écriture à travers les âges. Le dossier « Transmissions et transitions » développe cette histoire aussi riche et transversale en termes d'évolution de l'homme et de la société avec tous ses enjeux politiques, économiques, éthiques, sociologiques, historiques, théologiques, philosophiques, artistiques...

Les bibliothèques

- Antiquité[2]

Les bibliothèques apparaissent avec le besoin d'organiser la conservation et le travail des textes. Ces lieux dépendent des pouvoirs religieux et politiques, en proportion variable selon les civilisations.

À Ninive, les archéologues ont retrouvé dans une partie du palais des rois d'Assyrie, vingt-deux mille tablettes d'argile, correspondant sans doute à la bibliothèque et aux archives du palais. En Égypte, les « maisons de vie », situées à proximité des temples, abritaient des bibliothèques où officiaient des bibliothécaires-enseignants dont les cours étaient réputés, y compris hors du pays. En Grèce, la tradition attribue l'ouverture de la première bibliothèque à Athènes aux Pisistratides, quoique cette assertion ait été remise en cause.

La plus célèbre bibliothèque antique est celle d'Alexandrie, en Égypte, créée en 288 avant notre ère[3]. Sa destruction reste un mystère puisque, selon les experts, elle pourrait se situer entre l'année 48 avant notre ère et l'année 642 de notre ère.

Les rois hellénistiques en mal de pouvoir aux yeux des Égyptiens autochtones se devaient, afin d'apparaître comme bienfaiteurs, de mener une politique d'évergétisme (L'évergétisme consiste, pour un notable, à faire profiter ses concitoyens de sa richesse. Ce terme a été introduit dans le lexique historique francophone au XXe siècle par l'historien André Boulanger.

---

[2] Ce paragraphe est une synthèse inspirée de plusieurs entrées de l'Encyclopédie Universalis 1978.

[3] Canfora, Luciano. La Véritable histoire de la Bibliothèque d'Alexandrie, *Bulletin des bibliothèques de France (BBF),* 1988, n° 4, pp. 333-334. Disponible en ligne : <http://bbf.enssib.fr/consulter/bbf-1988-04-0334-004>. ISSN 1292-8399.

Il dérive directement du verbe grec εὐεργετέω/euergetéô signifiant « faire du bien ». Les rois constituaient et entretenaient de grandes bibliothèques ouvertes au public, dans des complexes culturels, musée, gymnase). Le coût de ces équipements était très élevé car, outre le prix d'achat ou de copie des livres et du papyrus, que l'on ne trouvait qu'en Égypte, il fallait recopier les ouvrages régulièrement puisqu'ils s'abîmaient rapidement. Les rois entretenaient également des esclaves lecteurs pour faciliter le travail des usagers de la bibliothèque.

À Rome, certaines maisons privées pouvaient comporter une bibliothèque à côté du *triclinium*. Il existait aussi des bibliothèques ouvertes au public, souvent gérées de manière privée ou, en tout cas, fondées sur des initiatives individuelles. Ces créations étaient largement justifiées par des objectifs de prestige politique. Par exemple, Lucullus en avait installé une dans ses jardins, Jules César voulait en ouvrir une pour les mêmes raisons et son projet fut repris par son allié Asinius Pollio, qui installa une bibliothèque publique sur le mont Aventin, à côté du temple de la Liberté en 39 avant notre ère. Peu après, l'empereur Auguste en fonda deux autres. Rome comptait ainsi trois grandes bibliothèques au début du premier millénaire. Sous l'Empire, ce nombre s'accroît à vingt-huit bibliothèques en 377.

En Chine, la diffusion des textes prend de l'importance durant les Royaumes combattants (475 av. J.-C. – 221 av. J.-C.), un moment d'effervescence intellectuelle comparable à la Grèce classique. Qin Shi Huang unifia l'empire (- 221), fonda la bibliothèque impériale, selon une méthode de tri plutôt autoritaire puisqu'il brûla certains livres et les lettrés qui s'en réclamaient (confucianisme). La dynastie Han perpétua l'institution pendant quatre siècles, le confucianisme devint idéologie officielle, sans pour autant réprimer les autres écoles. Dans l'histoire des idées chinoises, elle joua un rôle aussi essentiel que la bibliothèque d'Alexandrie pour la transmission de la philosophie occidentale.

- Moyen Âge[4]

La tradition de la Rome antique n'a pas totalement disparu au haut Moyen Âge. Elle se prolonge sans aucune interruption dans l'Empire romain d'Orient. La ville de Constantinople est dotée d'une bibliothèque par Constantin. Cependant, la querelle iconoclaste provoque une dispersion des livres (730-840).

En Occident, Cassiodore crée en 550 une importante bibliothèque à Vivarium en Calabre. Toutefois, au Moyen Âge, ce sont essentiellement les monastères qui entretiennent et enrichissent les bibliothèques, au sein desquelles sont conservés les textes utiles à la liturgie et à la prière ; mais aussi des textes non religieux, ou d'autres cultures (grecque, arabe, byzantine, etc.). C'est une volonté de préserver, de traduire le savoir sous toutes ses formes, comme le Coran, des œuvres païennes issues de l'Antiquité, des écrits scientifiques, philosophiques, d'agricultures, de batailles, de médecine (réactualisés par les savants arabes du Moyen Âge), sur les plantes, etc. qui animent alors les érudits des monastères. On peut citer les moines bénédictins (issus de toutes les couches de la société) consacrant souvent leur temps de travail à des *scriptoria*, ateliers de copie des livres alors rares et précieux en Occident. Les *scriptoria* étaient généralement couplés à une bibliothèque. La plus importante d'Occident, celle du monastère du Mont-Cassin en Italie, comptait deux à trois mille volumes. Il faut citer aussi celles de Saint-Gall ou de Cîteaux.

---

[4] Ce paragraphe est une synthèse inspirée de plusieurs entrées de l'Encyclopédie Universalis 1978.

Dès leur création, vers 530 après J.-C., les universités prennent le relais et complètent l'action des monastères. Les universités qui se créent peu à peu dans toute l'Europe ont souvent leurs propres bibliothèques. Il en est de même pour les nombreux collèges.

Les rois créent à leur tour leurs propres bibliothèques, qui prennent parfois une grande ampleur, comme celles de Saint Louis ou de Charles V. Certaines d'entre elles sont à l'origine des bibliothèques actuelles, comme la Bibliothèque vaticane, fondée par Sixte IV. D'importantes bibliothèques se créent également dans le monde islamique, avec le développement de la culture islamique, permettant en particulier la diffusion de la culture grecque, traduite en langue arabe, ainsi que celle de la culture arabe anté-islamique. La bibliothèque Al Quaraouiyine à Fès au Maroc est souvent citée comme la plus ancienne bibliothèque au monde encore en activité.

Au Moyen Âge, le mot « librairie » (issu du latin impérial) est utilisé en français dans le sens de bibliothèque, qui perdurera jusqu'à la Renaissance (ex : la « librairie de Montaigne »).

- Renaissance et époque moderne[5]

Le développement de l'Humanisme à partir du XVIIIe siècle entraîne, avec l'intérêt particulier porté à l'*utilité publique*, l'ouverture de bibliothèques publiques et le développement de bibliothèques privées. L'invention de l'imprimerie modifie le contenu de ces bibliothèques. La première bibliothèque publique est ouverte dans le couvent dominicain de San Marco.

En France, François Ier, en 1537, institue le dépôt légal, obligation pour les imprimeurs libraires de déposer un

---

[5] Ce paragraphe est une synthèse inspirée de plusieurs entrées de l'Encyclopédie Universalis 1978.

exemplaire de chacune de leurs publications à la bibliothèque du roi. Les bibliothèques s'ouvrent progressivement au public, très timidement au début, assez largement au XVIIIe siècle. Les grandes bibliothèques comme la bibliothèque du roi connaissent une réputation prestigieuse et deviennent un lieu de visite obligé pour les voyageurs de marque.

Le modèle européen de bibliothèque se déplace vers les colonies, en particulier vers les futurs États-Unis, où de nombreuses bibliothèques universitaires actuelles sont issues des établissements d'enseignement fondés sur le modèle de ceux du Vieux Continent. À Florence, la collection léguée par Antonio Magliabechi en 1714 à la ville (trente mille volumes) constitue le début de ce qui deviendra ensuite la Bibliothèque nationale centrale de Florence (BNCF), devenue publique dès 1737. François II de Toscane décide d'y faire déposer aussi un exemplaire de tout ce qui s'imprime à Florence (1737) puis dans toute la Toscane (1743). Elle reçoit toujours une partie du dépôt légal italien.

- Époque contemporaine

Le développement des bibliothèques de tous types s'accélère à partir de la fin du XVIIIe siècle. Le transfert de collections privées au public se poursuit. En France, ce transfert se fait en grande partie à la suite de la confiscation des biens du clergé, des aristocrates et des institutions d'Ancien Régime dissoutes (y compris les académies) par la Révolution française, dont les bibliothèques sont réunies, dans chaque département, dans un seul dépôt. Ces dépôts sont confiés aux villes en 1804 et constituent le noyau de base d'une partie des bibliothèques municipales. Toutefois, les villes vont parfois très tardivement s'occuper de ces bibliothèques et leur donner accès.

Lorsqu'on finit par nommer un bibliothécaire (non payé), en général la bibliothèque est logée dans l'hôtel de ville, même si certaines villes construisent un bâtiment spécifique (Amiens, 1823). Les cabinets de lecture privés se développent, et proposent soit la consultation sur place soit une forme de location de livres ou de journaux. Les abonnements sont assez chers, ce qui en réserve l'emploi à la bourgeoisie. Mais parallèlement, on voit de nombreuses créations ou tentatives de création de bibliothèques populaires : ligues catholiques et protestantes, mouvements ouvriers. Déterminant fut le rôle d'Alexandre Vattemare (1796-1864), fondateur du premier système d'échanges culturels internationaux et promoteur des bibliothèques publiques. Le développement des études supérieures entraîne celui des bibliothèques universitaires.

Les bibliothèques connaissent un développement significatif au XIXe siècle, sous l'impulsion de l'Américain Melvil Dewey. Il se traduit notamment par une amélioration des catalogues et des classifications, par un mouvement de normalisation de description, mais aussi par une volonté de renforcer l'accueil et le service auprès du public. Aux États-Unis, les bibliothécaires instaurent ainsi, dès qu'ils le peuvent, l'accès direct aux documents. Cette politique d'accès libre s'exporte en France dès la fin de la Première Guerre mondiale grâce à l'action de bibliothécaires américains dans les régions dévastées, mais se répand lentement : dans les années 1980, la plupart des documents des bibliothèques universitaires françaises sont encore en communication indirecte. Dans le même esprit, les bibliothèques diversifient peu à peu leurs activités, avec des expositions, des lectures (heure du conte), des conférences et colloques, des animations diverses.

Toujours sous l'impulsion de Melvil Dewey et Eugène Morel se développe, dès la fin du XIXe siècle, une formation professionnelle des bibliothécaires, couplée avec une meilleure coopération entre bibliothèques. Ces deux phénomènes favorisent l'émergence d'une profession autonome de mieux en mieux formée, ce qui ne supprime toutefois pas le bénévolat. Le développement des bibliothèques publiques s'amplifie à partir des années 1970, en relation avec l'augmentation de la part de la population poursuivant des études supérieures, la politique culturelle de l'État et des collectivités territoriales et les possibilités offertes par l'informatique. En effet, dès les débuts de cette nouvelle technique dans les années 1950, les ingénieurs ont eu l'idée de l'adapter aux bibliothèques. Toutefois, les phases d'expérimentation ont duré assez longtemps, de sorte que l'informatisation effective ne date souvent que des années 1980 et ne s'est imposée que lentement. Désormais, la plupart des bibliothèques des pays développés sont informatisées, mais ce n'est pas le cas général ; en revanche, de nombreuses bibliothèques en sont à la refonte complète de leurs systèmes informatiques.

- Les activités des bibliothèques

Elles s'articulent essentiellement autour des collections et du public.

Les activités liées aux collections sont les plus traditionnelles :

1. Acquisitions : achat ou collecte par don, dépôt ou dépôt légal de nouveaux documents, bulletinage ;
2. Signalement : catalogage, description, indexation-matière (description par des mots du contenu afin de permettre les recherches) des documents possédés par la bibliothèque et choix des indices de classement pour les collections de libre accès.

   Les thésaurus documentaires les plus utilisés en France sont Rameau (Répertoire d'autorité matière encyclopédique et alphabétique unifié) et les vedettesmatières « Blanc-Montmayeur, Danset ». La classification la plus répandue pour le classement des documents en libre accès est la classification décimale de Dewey. La classification décimale universelle, autrefois répandue dans les bibliothèques universitaires, est en très forte régression. La classification de la Bibliothèque du Congrès est largement utilisée dans le monde, surtout dans le monde universitaire ou dans certaines bibliothèques spécialisées. Les bibliothèques disposent de plus en plus souvent pour leurs imprimés et périodiques d'un catalogue informatisé de leurs collections, parfois accessible par Internet. Certaines publications ou certains ouvrages anciens peuvent y être scannés et mis en ligne ;

3. Conservation : pour les collections courantes, équipement, reliure, réparation ; pour les collections patrimoniales, conservation préventive (conditions hygrométriques convenant aux supports, conditionnement), conservation curative (restauration, désacidification) ;
4. Traduction : les bibliothèques sont aussi des lieux ou des étudiants, enseignants, chercheurs ou autres professionnels viennent traduire dans leur langue ou dans une autre des éléments d'ouvrages ou des ouvrages anciens ;
5. Élimination, couramment appelée « désherbage », « pilon » ou « élagage » (en Belgique francophone) par les bibliothécaires. Cette activité consiste à retirer des collections les documents ne devant pas être conservés, en raison de leur état physique, de l'obsolescence de leur contenu, de leur inadéquation avec les missions de la bibliothèque ou du manque d'intérêt du public.

Parfois, ces documents éliminés ne sont pas détruits mais proposés et offerts aux usagers, à des universités ou confiés à un service public ou privé d'archives.

Les activités liées au public se sont fortement développées depuis la fin des années 1970 :

1. Prêt, retour et rangement des documents ;
2. Renseignements sur place à la bibliothèque et parfois à distance (par téléphone, courrier, fax ou Internet et messagerie), notamment à travers des services de référence virtuelle ;
3. Actions culturelles (expositions, contes pour enfants, rencontres avec des écrivains, conférences, colloques, expositions virtuelles) ;
4. Action sociale : ateliers d'alphabétisation pour la lutte contre l'analphabétisme, ateliers pour la recherche d'emplois, initiations aux Technologies de l'information et de la communication (TIC), partenariats avec le monde associatif.

- L'Internet et le livre numérique

La majorité des bibliothèques ont maintenant leur propre portail Internet ou au moins une page d'accès accordée par leur administration de tutelle avec leur catalogue en ligne, consultable à distance. Pour les plus importantes, leur catalogue est intégré au portail, de même que leur bibliothèque numérique et des outils comme des bibliographies, des listes de nouveautés, des expositions virtuelles, ainsi que l'accès pour chaque lecteur à l'état de son abonnement (documents empruntés et date limite de retour).

Dans la plupart des pays, le développement de l'Internet a fait stagner le taux d'inscription en bibliothèque et les prêts sont généralement en baisse.

Mais la lecture sur Internet augmente, notamment pour les livres anciens tombés dans le domaine public, scannés et mis en ligne par Google ou d'autres opérateurs. Les salles de lecture et les postes multimédias restent pourtant très convoités.

Pour prendre en compte les nouveaux modes de consommation du livre, dont le principal est la lecture numérique, la France, sous l'égide du ministère de la Culture, a décidé de lancer le prêt numérique en bibliothèque (PNB). Ce projet a vu le jour en 2011 et il est désormais accessible dans les bibliothèques de nombreuses villes.

Ce texte a été élaboré sur commande de Madame Anne MICHEL, coordinatrice de l'atelier Club auteurs/lecteurs. Les différentes sources sont mentionnées dans les notes de bas de page.

ACTUALITÉS

Le Collège international des seniors et les Cahiers

Hervé Cochet
Président du CIS.H

1. Le Collège

1.1. Qui sommes-nous ?

Des seniors, actifs du XXIe siècle passionnés par l'expression, les arts et les sciences, souvent auteurs d'ouvrages, désirant approfondir en commun et influer sur les grandes questions du Monde contemporain.

1.2. Ce qui nous distingue

Une association indépendante, travaillant en coopération avec les éditions L'Harmattan, dans un fonctionnement collégial, ouvert et dans un esprit de solidarité et de gratuité.

1.3. Vers la diffusion de nos idées par des publications régulières de qualité

- Les CAHIERS du CIS.H chez L'Harmattan avec un comité de lecture et de rédaction.
- La COLLECTION du CIS.H chez L'Harmattan qui propose des ouvrages de seniors.
- Les ENTRETIENS du CIS.H, d'une journée, en automne et au printemps. Outre les thèmes

spécifiques, cela permet de se rencontrer, de mieux se connaître et de tisser des liens.
- Le SITE Web (cis-h.org) et les Missives en interaction avec nos adhérents.

1.4. Nos valeurs

- Mémoire, expérience, vécu : fonctions classiques des seniors.
- Transmission, apprentissages, conseils, assertivité : fonctions à développer et théoriser par et pour les seniors ;
- Missions, actions, participation : fonctions du senior actif du XXIe siècle.

Au carrefour des Cultures, dans l'intergénérationnel, un tiers de la vie pour un quart de l'Humanité peut être consacré généreusement – avec compétences, et à l'adresse adaptée de chacun – à cultiver les apports de la séniorité pour tous selon ces 3 niveaux en progression.

2. Les Cahiers

Les Cahiers du CIS.H sont centrés sur les propositions formulées par les seniors, nouveaux actifs du XXIe siècle dans une perspective intergénérationnelle au carrefour des cultures.

Cette revue a pour but de stimuler une réflexion sur les contributions apportées par les seniors, riches de leurs origines, compétences et expériences variées.

Elle contribue à faire connaître les travaux des membres du Collège en exposant sur la scène publique les questionnements sociétaux, artistiques, scientifiques, philosophiques et pratiques que portent les seniors sur le monde contemporain. Elle interroge l'ensemble de la longévité de la vie humaine dans son équilibration, ses rôles et ses enjeux dans l'espoir d'être à l'avant-garde d'un nouveau contrat social entre les générations qui cohabitent (hier seulement trois, désormais quatre et bientôt cinq).

Ce n'est ni une revue de vulgarisation ni une publication partisane.

2.1. Maquette

- *Rythme de parution* : 2 numéros par an.
- *Caractéristiques physiques* : entre 80 et 100 pages, format L'Harmattan petit.
- *Contenu* :
  - un dossier thématique d'environ 40 à 50 pages avec différents articles confrontant des angles de vue hétérogènes, le thème étant problématisé, étudié et ouvert en direction de propositions concrètes et théoriques
  - des articles satellites du dossier
  - un volet international
  - des comptes-rendus, des fiches de lecture, des fiches de recherche, des billets d'humeur ou de débat
  - un courrier des lecteurs
  - un "éditorial" introductif assurant l'unité de chaque numéro.
- *Fonctionnement* : les adhérents et sympathisants du CIS.H sont sollicités ou proposent spontanément des articles. Le comité de lecture, formé par les membres du bureau du CIS.H avec adjonction ou non d'experts si nécessaire, sélectionne les textes retenus, assure leur présentabilité et les met en valeur.
- *Mode éditorial* : version "papier" et version "numérique" téléchargeable à distance, les deux payantes.

- *Commercialisation* : les Éditions L'Harmattan assurent la distribution et la vente à l'unité, sans abonnement. Le CIS.H dispose des droits habituels d'un auteur L'Harmattan.
- *Évolution* : le projet est régulièrement évalué en partenariat par le CIS.H et L'Harmattan pour propositions.

Actualités littéraires du collège

LIEUX SYMBOLIQUES COMPLEXES AU MAGHREB ET AU MACHREK. Appropriation, tensions et partage

Sous la direction de Jean Rieucau et Mohamed Souissi
L'Harmattan, 2021

Cette réflexion traite des lieux complexes, en tension, dans leurs fonctions, leurs usages, leurs symboliques, au Maghreb et au Machrek au début du XXIe siècle. Au Maroc, en Algérie, en Tunisie et en Égypte, existent des espaces marqués par des temporalités millénaires, qui se structurent, jusqu'à l'époque contemporaine, autour de fonctions ou d'activités nombreuses. Il perdure depuis des siècles des lieux saints, sacrés, souvent saturés de sens, pour certains ouverts au tourisme international, partagés entre les symboliques, les croyances, les cultes, des religions monothéistes du Livre. Ces lieux vivants et sièges d'une religion populaire, sont aussi menacés de destruction, en lien avec la montée de l'intégrisme dans certaines sociétés arabo-musulmanes.

QUELLE UNIVERSITÉ POUR LE XXIE SIÈCLE ?

Michel Bernard,
L'Harmattan, 2021, Collection Aurora

En France, il y a désormais un ministère de l'Enseignement supérieur, de la Recherche et de l'Innovation. Les universités relèveraient donc de l'enseignement supérieur. Mais que deviennent-elles ? Trois logiques au moins s'affrontent : la logique financière et organisationnelle, la logique administrative et la logique des finalités. Quelles sont nos options ? Restaurer l'université selon une forme ancienne devient impossible. La réformer devient insuffisant, c'est même une impasse. Certains veulent sa disparition. Enfin, d'autres craignent une destruction calculée. Pour l'auteur, il y a une cinquième voie. Dans cet ouvrage, il propose deux lectures : l'université *au* XXIe siècle et l'université *pour* le XXIe siècle. Cette seconde voie s'esquisse en référence à des finalités et en termes qualitatifs. La réflexion passe par Bachelard, Fourastié, Laborit et Edgar Morin, mais se met aussi à l'écoute des universitaires, étudiants, seniors et observateurs.

COVID 19, STUPEUR ET CHAMBARDEMENTS

Michèle Guillin-Hurlin

Ce texte a été rédigé au cours du premier confinement, du 17 mars au 11 mai 2020. Sa première partie est éditée dans le numéro un des Cahiers du CIS.H, rubrique « Champs Libres », pages 122 à 144, et « Image » page 154. La deuxième partie est disponible sur le site cis-h.org, rubrique « Tribune libre ».

L'ARBRE DU SAVOIR. LES VOIES DE L'ESPRIT EN QUÊTE DE VÉRITÉ

Catherine-Douce Wajs
Connaissance et savoir, 2020

Peut-on accéder à la vérité ? Quels sont les rapports entre sensation, croyance et raison ? Comment l'accès rationnel à la réalité du monde s'élabore-t-il ? Peut-on scruter l'esprit humain sans sonder sa conscience ? Comment la pensée prend-elle conscience d'elle-même ? L'étonnement philosophique a donné naissance à de multiples courants de pensée. Issues du giron philosophique, la science et la spiritualité ont cheminé durant vingt-cinq siècles à la recherche de vérités ultimes. Toutes trois ont fouillé les liens entre la matière et l'esprit. La science s'est développée en un buissonnement de disciplines et les trois religions du Livre ont creusé leurs propres sillons en quête de l'Esprit. Chacune avec ses outils propres, ces trois voies de la connaissance ont scruté aussi les aléas et les dérives de l'esprit. Leur cheminement parallèle a produit de fulgurantes découvertes, fait naître de solides affinités électives et permis d'intenses jubilations. Mais il fut aussi semé d'écueils, de reniements, de réquisitoires et d'anathèmes lancés d'un camp à l'autre. Leur épopée méritait d'être racontée à la manière d'une saga, avec ses sombres intrigues, ses héros de génie, ses traîtres et ses âmes maudites ! Nous nous proposons de raconter des pans de cette histoire à partir d'une question : que signifie savoir et croire en Occident ? Le cheminement des philosophes, des hommes de science et des hommes de foi les a menés aux mêmes questionnements : d'où émerge l'esprit ? Quelle est la nature de l'humain ? Son esprit est-il le creuset où s'effectue un saut de degré ou un saut de nature avec les autres créatures ?

En dépassant certains dualismes qui lui paraissent engendrer des freins conceptuels, l'auteur propose un éclairage contemporain sur le dialogue du cœur et de l'intellect, débouchant sur une vision engagée de la responsabilité humaine. Cet arrêt sur image (un, parmi tant d'autres possibles) ne prétend rien conclure, évidemment ! Le dialogue entre les branches du savoir a toutes les raisons de se renouveler à l'infini...

LA RETRAITE, COMMENT PRÉPARER SA NOUVELLE VIE

Jean-Michel Lefèvre,
L'Harmattan, 2020

Le jour venu, faut-il se résigner à « partir en retraite » pour rejoindre la cohorte des oisifs sur les voies de garage de la vraie vie ? Nous vous proposons de répondre non. La fin de l'activité professionnelle est le moment d'un choix : soit commencer à éteindre doucement ses désirs et ses envies dans les clubs du troisième âge ; soit recommencer une « nouvelle vie », la choisir et la bâtir sur des plaisirs revendiqués et gérés avec intelligence. Cet ouvrage vous propose une démarche méthodique, documentée, structurée en cinq étapes progressives et pédagogiques, qui vous permettra de choisir et de construire votre seconde vie.

TABLE DES MATIÈRES

NOTE DE LECTURE

CHAMPS LIBRES

ACTUALITÉS

Structures éditoriales du groupe L'Harmattan

L'Harmattan Italie
Via degli Artisti, 15
10124 Torino
harmattan.italia@gmail.com

L'Harmattan Hongrie
Kossuth l. u. 14-16.
1053 Budapest
harmattan@harmattan.hu

L'Harmattan Sénégal
10 VDN en face Mermoz
BP 45034 Dakar-Fann
senharmattan@gmail.com

L'Harmattan Cameroun
TSINGA/FECAFOOT
BP 11486 Yaoundé
inkoukam@gmail.com

L'Harmattan Burkina Faso
Achille Somé – tengnule@hotmail.fr

L'Harmattan Guinée
Almamya, rue KA 028 OKB Agency
BP 3470 Conakry
harmattanguinee@yahoo.fr

L'Harmattan RDC
185, avenue Nyangwe
Commune de Lingwala – Kinshasa
matangilamusadila@yahoo.fr

L'Harmattan Congo
67, boulevard Denis-Sassou-N'Guesso
BP 2874 Brazzaville
harmattan.congo@yahoo.fr

L'Harmattan Mali
ACI 2000 - Immeuble Mgr Jean Marie Cisse
Bureau 10
BP 145 Bamako-Mali
mali@harmattan.fr

L'Harmattan Togo
Djidjole – Lomé
Maison Amela
face EPP BATOME
ddamela@aol.com

L'Harmattan Côte d'Ivoire
Résidence Karl – Cité des Arts
Abidjan-Cocody
03 BP 1588 Abidjan
espace_harmattan.ci@hotmail.fr

Nos librairies en France

Librairie internationale
16, rue des Écoles
75005 Paris
librairie.internationale@harmattan.fr
01 40 46 79 11
www.librairieharmattan.com

Librairie des savoirs
21, rue des Écoles
75005 Paris
librairie.sh@harmattan.fr
01 46 34 13 71
www.librairieharmattansh.com

Librairie Le Lucernaire
53, rue Notre-Dame-des-Champs
75006 Paris
librairie@lucernaire.fr
01 42 22 67 13

www.ingramcontent.com/pod-product-compliance
Lightning Source LLC
LaVergne TN
LVHW010024081026
849535LV00016B/3202